dolphin
ドルフィンブックス

骨が語る

——スケルトン探偵の報告書——

SUZUKI Takao
鈴木隆雄

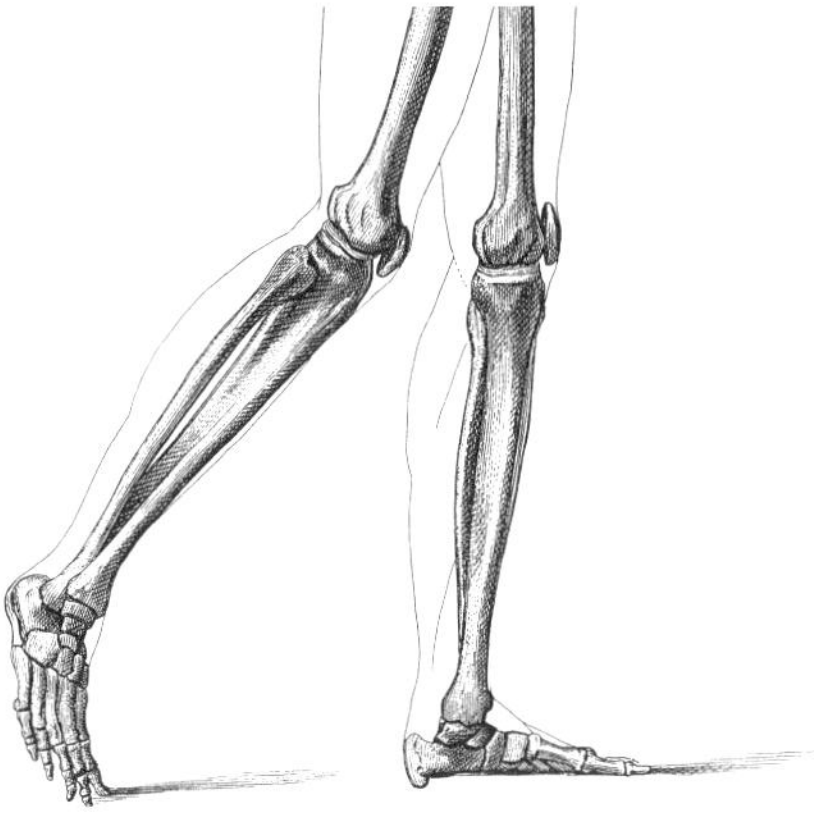

大修館書店

はじめに

最近パソコンや時計などのハイテク製品によくスケルトンという言葉を用いるのがはやっている。おそらくこれは、半透明の外装によって内部の複雑なメカニズムが、いわば透けてみえるから、名付けられたものらしい。

スケルトンは、本来「骨格」という意味である。だから、本書の副題となっている「スケルトン探偵」とは、「骨格探偵」ということで、一般の多くの方々には、あまり知られていないであろう骨や骨格について、さまざまな切り口で最近の科学的成果を中心に述べたものである。これはあたかも名探偵が複雑に絡んだ事件の謎を解くように、骨の進化やメカニズム、そして病気や老化をできるだけ平易に紹介したいわば「骨学」の入門書でもある。

私自身、二十数年前の医学生だった頃を振り返ってみても、およそ医学を学ぶものはその第一頁として、身体に関する最も基礎的な学問としての解剖学を学ぶ。その解剖学の第一頁目にあって、真っ先に勉強しなければならないのが骨の学問、「骨学」なのである。しかしこの骨学、実は医学生にとってはたいへんなクセモノである。なにせ、医学部の一年生といっても、身体や病気のことについては、まったくのド素人である。それがいきなり難しい日本語とラテン語で骨について勉強するわけで、試験の前などには必死になって覚え込み、医学を学ぶ厳しさがそれこそ骨身にしみたものである。

ヒトの骨は全部で二百あまりもあるのだが、その一個一個に個別の名前が付けられており、さらに一個の骨には少なくとも五つ六つは覚えなければならない学名が付されている。頭の骨や骨盤、あるいは上腕骨や大腿骨などの大きなそして複雑な骨となると、そのなかにある一つ一つの小さな孔や溝あるいは隆起（それも程度により異なった用語が付いている……）などに個別のキチンとした名称がついていて、それだけでも数十もの解剖学名を覚えなければならないのである。だから全身の骨の解剖学名だけでも膨大な量となる。医学を学ぶ者にとっては、いわば最初に詰め込まなければどうしようもない難行苦行なのである。そのような辛い思いゆえか、医者のなかでもあまり骨学に良い思い出をもっている人は少ないようである。

しかし、私がここで紹介しようとしているのは、何もそんな難しく無味乾燥な骨学ではない。もっと身近な骨の学問である。特に骨がもつ多くの情報や特徴は、意外にも現実の私達の暮らしと生活、健康あるいは病気といった日々の現象とリンクしていることが少なくない。骨をさまざまな角度から知ること、そして骨からみたさまざまな世界を想うこと、すなわち〝生きた骨学〟は、モノトーンな解剖学名の丸暗記などとは異なった世界である。鮨屋で食べる魚や貝の骨の不思議や、夏の味覚「ホヤ」とギックリ腰の関係、人類の進化や日本人のたどってきた骨の形の歴史、世界的に有名な人々や芸術家の骨の悩み、そして、骨が健康に活き活きと年をとっていくこと、これらすべてが骨の科学というプリズムを通してみると、豊かな色彩の世界がみえてくる。

本書では骨のもつさまざまな情報を、まさに探偵のようにいろいろな角度から探検し、さまざまな謎を解明してゆきながら、古えの人々の生活を想い、我々の健康を、老化を想い、そして数億年にわたって連綿と続いてきたこの地球上の生命の歴史にも思いをいたしたいと思う。

それでは、スケルトン探偵の報告書の第一頁から開けてみることにしよう。

目次

骨が語る——スケルトン探偵の報告書

I

スケルトン探偵団中国に飛ぶ

西安は並木のきれいな街である。三〇〇〇年以上の歴史を有し、唐の時代には「花の都」長安と呼ばれ、洛陽などとともに中国で最も知名度の高い古都である。

城壁に囲まれた西安の街の中心部には鐘楼と鼓楼が並び立ち、城壁の南には、『大唐西域記』で有名な玄奘三蔵法師が天竺から持ち帰った仏教の教典を納めた大雁塔が聳え立っている。

城壁から大雁塔に延びるまっすぐな大通りを「雁塔路」というが、ちょうどその中ほどに、朱塗りの鉄扉をもつ三階建ての古いコンクリート造りの建物がある。これが「中国社会科学院考古研究所西安研究室」で、その三階の一角には、中国大陸内陸部から出土したおびただしい古人骨資料が所狭しと保管されている。

筆者は最近、これらの中国の古人骨をじっくりと調査する幸運に恵まれた。本章では、実際にこれら貴重な古人骨調査が、どんなふうに行われてゆくのか、紹介してみよう。

〈1〉古人骨からみた日本列島の人々

旧石器時代人達

私達日本人はいったい、いつどこからこの日本列島に住みつき、独自の言葉や文化を築き上げていったのであろうか？　これは誰でもが一度は思ったことのある疑問であろう。このような日本人と日本文化の起源については実にさまざまな分野から研究が進んでいるが、その一つに実際の人骨を対象として（近隣諸地域の人骨と比較しながら）分析を進めている研究者達がいる。これすなわち形質人類学者いわゆる「骨屋」である。

さて、その骨屋が取り扱う実際の古人骨の資料に基づくと、およそ日本列島の人類史というのは、以下のようなストーリーとしてまとめることができる。

ヒトの日本列島への本格的な到来は後期旧石器時代、今からおよそ三万年ほど前に始まったと考えられる。ここで「本格的」と断ったのは、最近宮城県などで五〇～六〇万年前にさかのぼる石器が多数発見され、これによって数十万年前に人類――それはヒト（ホモ・サピエンス）ではなく原人（ホモ・エレクトゥス）ということになる——が存在した可能性があるからである。しかし、まだ彼らの人骨は見つかっておらず、また我々日本人の直接の祖先である可能性は低いことから、この問題にはこれ以上深入りしないことにする。

いずれにせよ、全国から多数見つかっている後期旧石器（ナイフ型石器や細石器）をもつ人々は、その後の、約一万二〇〇〇年前に始まる新石器時代のはじまり、つまり縄文時代へと引き継がれていったらしい。縄文時代には東日本を中心に魚貝類や獣骨を集積した貝塚が多数発達しており、当時の人々はこの貝塚に埋葬されたために、カルシウムたっぷりの環境下で多数の縄文時代人の骨が今日までよく保存され、発見されているのである。

このような発掘によって得られた縄文人骨をもとに、生前の姿を復元してみると、彼らは今日の日本人とはだいぶ異なっていたことがわかっている。すなわち、身長は男性平均で一六〇センチ足らず、頭は相対的に大きく、顔の彫りは深く、少し寸のつまった感じである。また頑丈そうな顎をもっている。体つきとしては肩幅は広く、身長のわりに手足では肘から先と、膝から

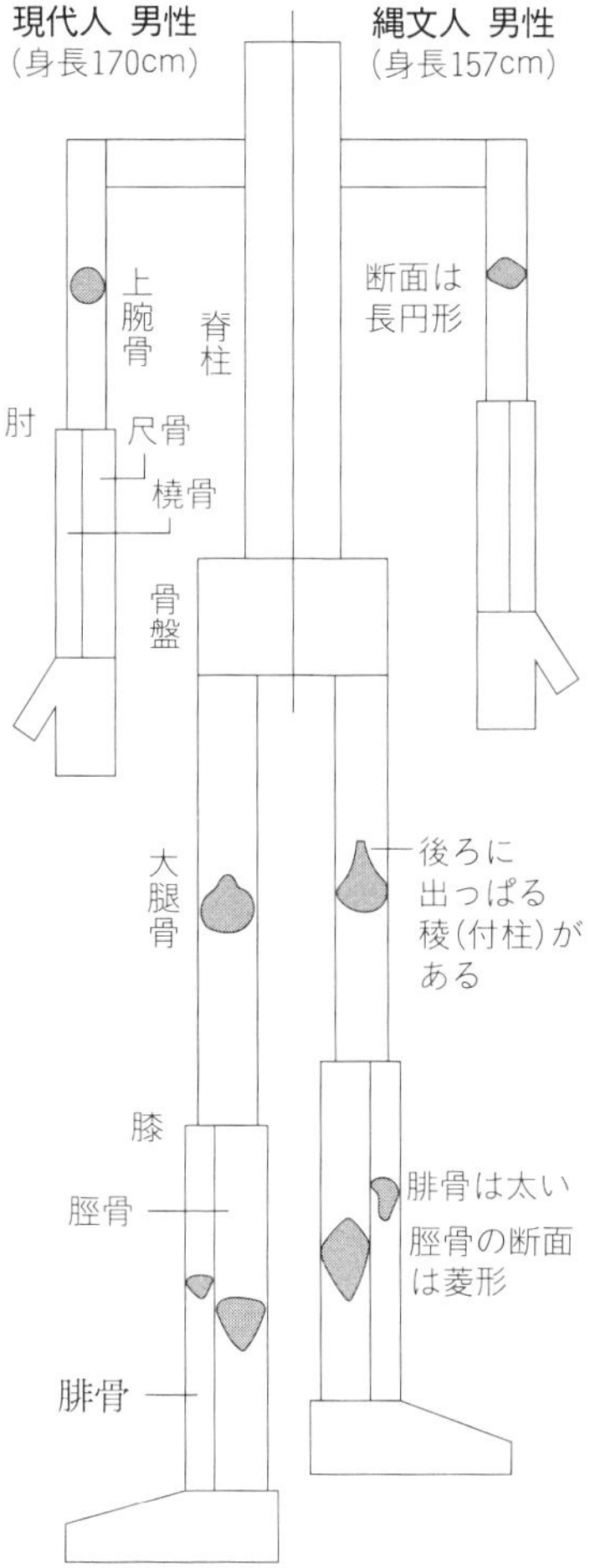

図1　縄文人(右)と現代日本人(左)の骨格比較模式図
(腕と脚の中央の影の部分は骨の断面を表わしている。馬場悠男:1998より)

下の部分が相対的に長いという特徴をもっているのである(図1)。

縄文時代人とは

縄文時代人とは、一万二〇〇〇年ほど前から約一万年にわたって続いた縄文時代に暮らしていた人々の総称であるが、この縄文時代を特徴付けるものは縄文式土器の存在である。土器の形は多様であるが、いずれもその表面の文様は、縄を転がして文様がつけられている。縄文式土器と呼ばれる由縁である。

彼らは縄文式土器を日常の生活道具として使ったほかに、竪穴住居という半地下式の住居に住み、弓矢をつかって狩猟し、沿岸では魚をすなどり、巨大な貝塚を造り、またイヌを家畜として飼っていたようである。これまでは、縄文人というと狩猟・採集生活と少人数の単位での移動生活というイメージだったが、最近大規模な発掘で有名となった青森県の三内丸山遺跡を持ち出すまでもなく、その人々と文化へのイメージは大きく変わりつつある。すなわち、縄文時代にもすでに数百人単位の村があり、その中心には大型建造物が建てられ、ヒエ、アワ、クリなどが栽培され、人々は定住し、おそらく社会階層もかなり分化していたであろうことが明らかとなったのである。

この縄文時代人はどこからどのようなルートで来たのであろうか。基本的にその起源がアジアの後期旧石器時代の集団にあることはほぼ間違いないが、しかし、その源郷が東南アジアなのか北東アジアなのかという点については議論のあるところである。

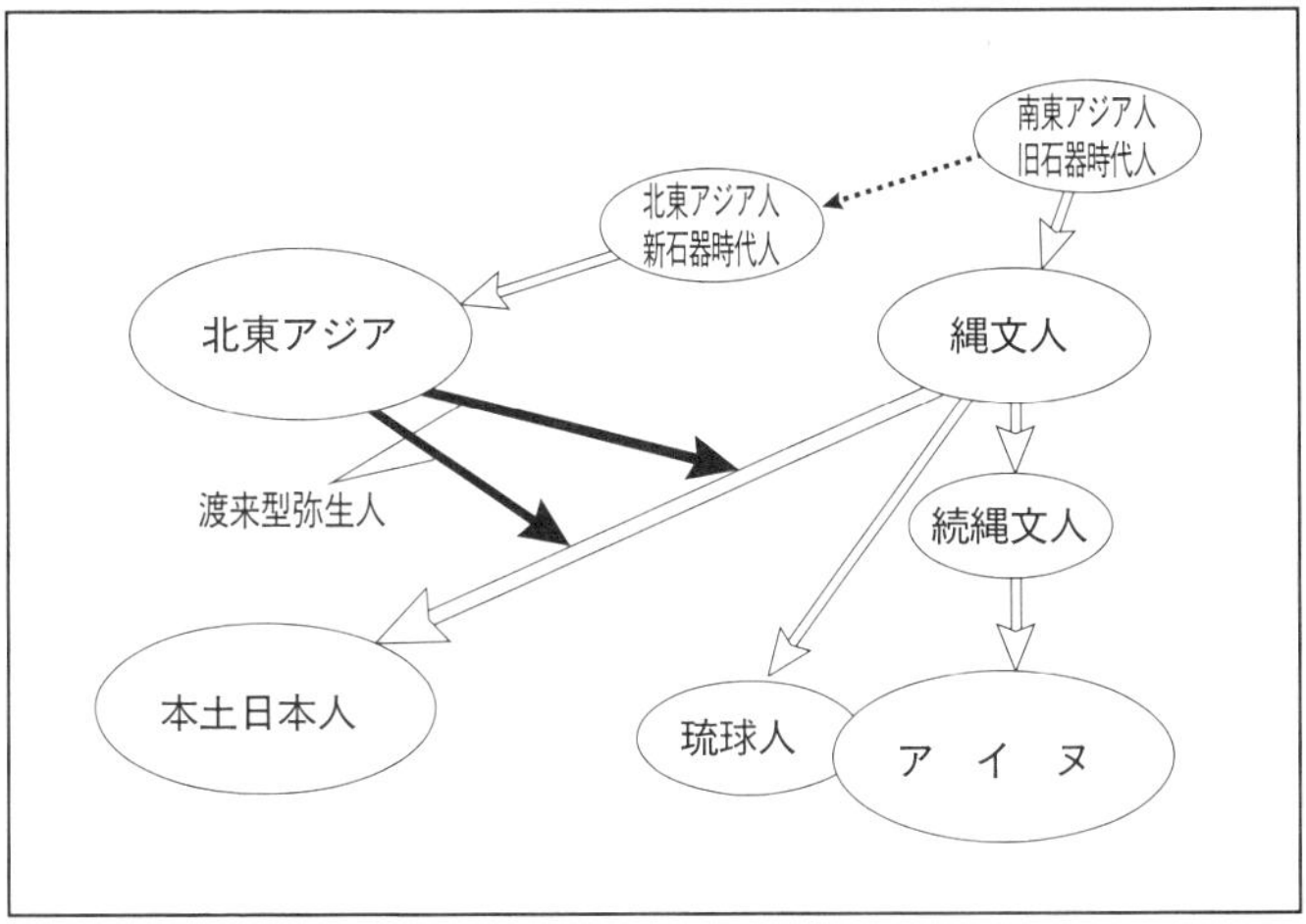

図2 日本人の形成に関する二重構造説（埴原和郎：1993）

現在、このような縄文時代人のルーツも含めて、日本人の起源に関しては形質人類学者の埴原和郎（東京大学・国立日本文化研究センター・名誉教授）が一九九一年に発表した「日本人の形成に関する二重構造説」をもとに議論が展開されている。この「二重構造説」の基本的な考え方は、日本人には「アイヌ・琉球人・本土日本人」という三つの主要な集団があることから出発する。つまり、この三つの集団の関係が二重構造となっており、アイヌと琉球人が原日本人の系統で、本土日本人は北東アジアからやってきた渡来人——具体的にいえば弥生時代以降に日本列島にやってきた人々——の系統であるという考え方である。この考え方では、アイヌ・琉球人の系統は縄文時代人にまでさかのぼり、しかもその縄文人は東南アジアにルーツをもつ集団であるとされている。すなわち、人骨からみる限り、例えばアイヌと縄文人とはかなりの共通点をもっていることが指摘されている。

一方、この東南アジア集団のなかには、日本列島に移動した縄文時代人への系統とは別に北東アジアへ北上した系統があり、このグループは北東アジアなどの寒冷地に適応して顔が平べったくなるというような形態学的特徴をもつようになる。その後、彼らは北東アジアから弥生時代以降に波状的に日本列島に渡来人として移住し、先住の縄文時代人と大幅に混血して現代日本人につながる本土日本人を形成した（図2）。これが埴原のいう二重構造仮説の骨子である。したがって骨からみる限り、弥生時代から古墳時代以降の本州日本人は縄文人やアイヌと異なり、比較的平べったい顔や、短くずんぐりした手足をもっていることが指摘されているのである。

〈2〉弥生人はどこから渡来したか

縄文人と弥生人

紀元前三〇〇年ごろから北九州を舞台とし、水田耕作と金属器という、それまでの縄文文化とはまったく異なる新しい文化をもって弥生時代を担った人々は、縄文人とは明らかにその身体的特徴が異なっていたことは古くから知られていた。

縄文人は先に述べたように比較的低身長で、彫りが深い顔立ちで鼻が高く全体として角張り、上下の前歯がぶつかりあう「鉗子《かんし》状咬合」である（図3）。一方、弥生人は背が高く、長く平たい顔で、嚙み合わせは「はさみ状咬合」である。さらに、博物館などでよくみる想像図（図4）では、縄文人にはひげが多く、二重まぶたでぱっちりとした目で、耳たぶが大きく描かれている。弥生人は反対に、一重まぶたで細い目、ひげが少なく、小さな耳たぶに描かれる。そして、弥生文化が北九州から日本列島に広がっていくにつれて、縄文的特徴が消えて弥生的特徴に変化していくことが人骨の研究からわかっている。

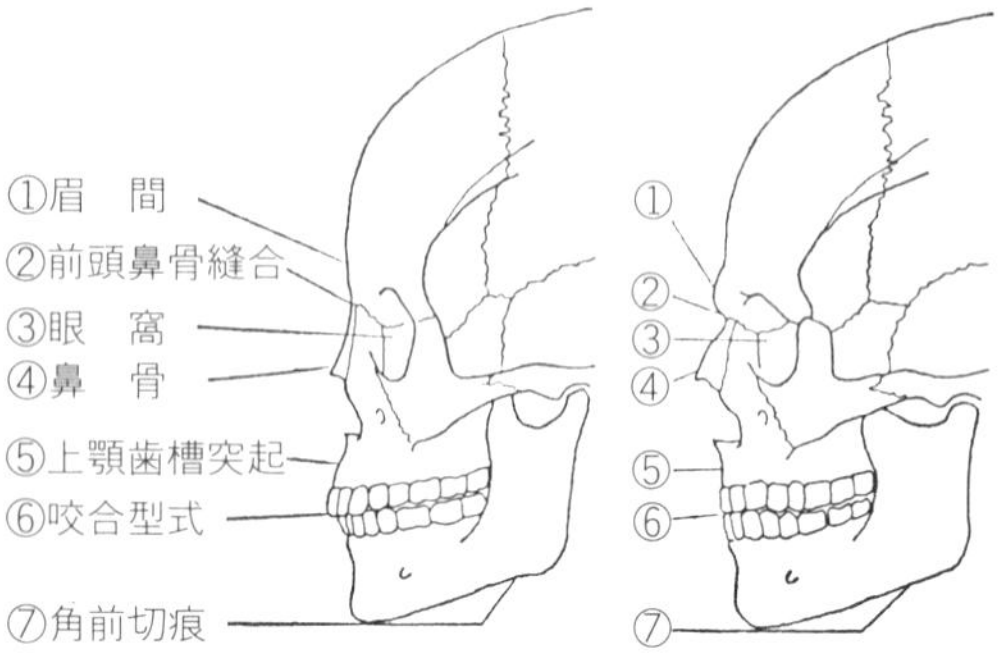

図 3　縄文人（右）のプロフィールの特徴（山口：1990）
弥生時代や古墳時代人（左）に比べて彫りの深い顔立ちであることがわかる。

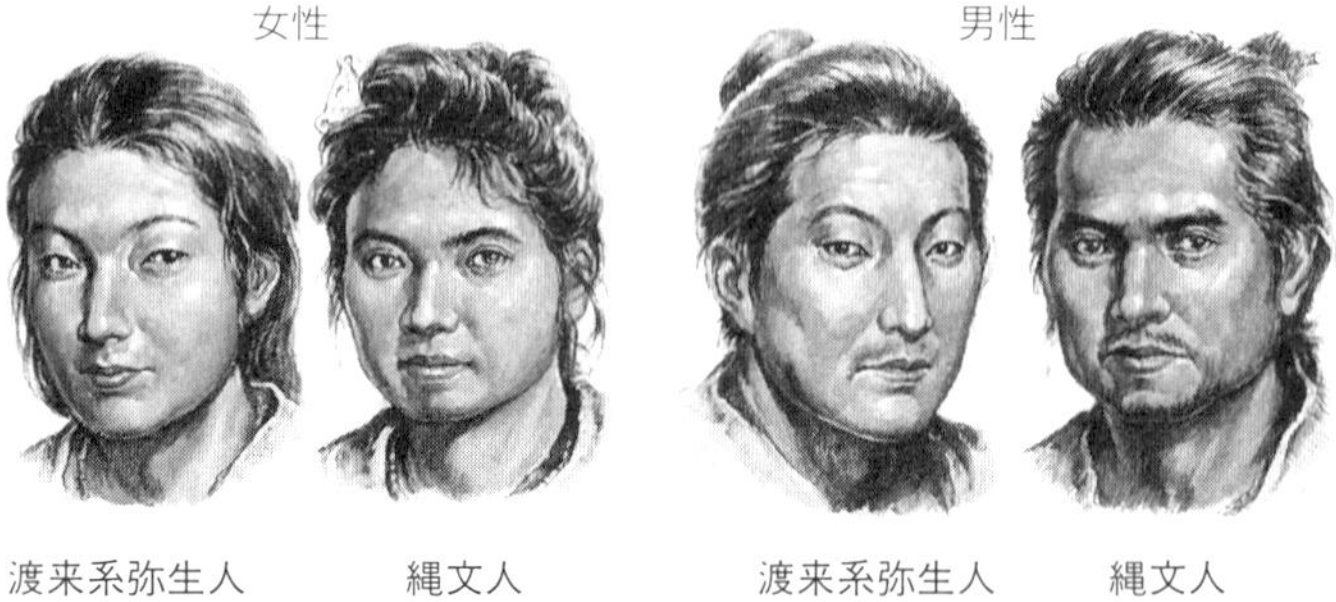

図 4　縄文人と渡来系弥生人
（山本耀也画，馬場悠男指導。泉拓良他編：1999より）

問題は、この変化が集団の入れ替わりや混血によるのか、それとも生活様式の変化によるのかという点である。これは、人類学者の間で長年の論争点であった。確かに、身体的特徴のなかには生活様式の変化にともなって変化するものがある。その例として明治から昭和にかけての約一〇〇年間に我々の平均身長が一〇センチほど高くなったことや、歴代徳川将軍の顔が江戸時代の庶民とは非常に違うことなどが引き合いに出されている。そのため、一時期は縄文人が弥生人に生活環境の変化にともなって「進化」したとの説明が有力視されたことがある。考古学者の間にも、弥生文化はごく少数の渡来人によってもたらされたが、それを担ったのは縄文人であったとの考えが今でも根強くある。

しかし現在では、骨学的相違のみならず遺伝学的な証拠などからみて、在来系の縄文人と渡来系の弥生人とは由来の異なる集団で、両者の間に混血が進み本土日本人となったことがほぼ確実視されるようになった。ある推定では、本土日本人の遺伝子の約70%は朝鮮半島に住む人々と共通の渡来系、30%が在来の縄文系のものという。アイヌでは、大ざっぱにいって、この数値が逆転する。この点では埴原の二重構造説は遺伝学的にも支持される。いずれにせよ、我々今日の日本人の起源に迫る鍵は時代的には弥生時代であり、地域的には北部九州を中心としていることは間違いなさそうである。実際多くの人類学者の間では、北部九州から大量に出ている弥生時代人骨を大陸からの渡来人、もしくはその係累とする見解が、ほぼ定着しているといってよい。

しかし、それならば、日本列島に本格的な稲作農耕文化や金属器の使用をもたらした大量の渡来人達はいったい大陸のどこを源郷とする人々だったのか？　この日本人とその文化の起源に関する新たに浮かび上がった、そして重要な問題を解決するためには、どうしても日本だけではなく、韓国や中国といった近隣諸国との調査研究が必要不可欠となったのである。

そんなわけで、近年中国の人類学者との間で日中共同研究がいくつか進められている。それは、黄河流域の山東省での調査研究であり、稲作の源郷としてクローズアップされてきた長江流域江南地方であり、さらに進んで中国大陸内陸部の山西省や青海省の古代の人骨もまた調査の対象として詳細な分析・研究が進行中なのである。

◎中国の春秋・戦国時代

日本人起源論の大きなポイントとなるのが弥生時代であるから、その時代に対応する中国の時代としては春秋・戦国、そして前漢の頃までが関係することになる。今述べた中国各地の調査も、この頃の時代の古人骨なのである。中国の春秋・戦国時代といってもまごつく読者も少なくないと思う。ここで少し目を東アジアや中国に向けてみよう。

東アジアでは一万数千年前から新石器時代を迎える。農耕と牧畜が盛んになると、比較的安定した食物供給が可能になったため、北東アジア、特に中国では急激な人口の増加が起きたと推定されている。このような人口増加にともなう集落（村）の発達とともに六〇〇〇〜七〇〇〇年前に始まる黄河や長江を中心とする仰韶《ぎょうしょう》文化や竜山《りゅうざん》文化など、いずれも稲作・畑作の農業を中心とし、大型建築や城壁をともなう集落の形成を示す古代文明が栄えるのである。

その後、紀元前一五〇〇年頃には中国で初めての王朝とされる殷《いん》王朝、次いで周《しゅう》（中国では商）王朝が成立してくる。この時代、青銅器の発達はめざましく、多くの銅器とともに鋭利な銅製の武器が鋳造されるようになる。この周王朝が衰え始める紀元前七〇〇年頃には各地に「斉」、「曹」、「晋」、「魯」などの諸侯国が並び立ち、ここに春秋時代が幕を上げる。日本でもよく知られている「呉越の戦い」もこの時代であり、「魯」の国に中国古代の大思想家、孔子が生まれたのも、この春秋の時代（紀元前七二二〜四〇三年）のことである。（ちなみに「春秋」というのは孔子が編集した魯国の年代記の名である。）

「臥薪嘗胆」のたとえで知られる呉越の戦い、すなわち呉王夫差《ふさ》と越王勾《こう》践《せん》との死闘は紀元前四七三年に越の決定的勝利によって終わるのだが、それ以降の中国では戦争の頻発する戦国時代（紀元前四〇三〜二二一）へと突入してゆく。

「燕」、「韓」、「魏」、などの「戦国の七雄」を頂点とする戦国時代には、青銅器のみならず鉄の精錬技術が著しく発達し、製鉄業は一層の発展を遂げ、鉄製の農具や工具が広く使用されて生産性は飛躍的に向上する。

いったい鉄といっても、紀元前七世紀頃の中国ではふいごを使った送風方式により、炉内の温度を高め、良質な鋳鉄《ちゅうてつ》が発明されていたのである。このような鉄の改良と発展は当然武器にも反映する。切れ味が鋭く、しなやかで強靭な鉄製の剣が大量生産され、この頃の名剣にまつわる神威譚《しんいたん》もまた枚挙にいとまがない。

戦争と難民の発生

この戦国時代には、その名の示す通り戦争が頻発し、戦争に巻き込まれてゆく人数も極端なまでに増え、当然のことながら死傷者の数もまた膨大となった。紀元前二七三年に秦と魏の両軍が華陽で戦った時などには斬首一五万といわれ、また戦国時代最大の戦とされる紀元前二六〇年の秦と趙の「長平の戦い」では、秦は趙の大軍を打ち敗り、趙軍の捕虜四〇万人をすべて穴埋めにして皆殺しにしている。近年この戦いの犠牲者の墓（穴）が発掘され、おびただしい人骨が折り重なるようにして出土した。兵器の進歩は常にその戦禍を拡大する好例である。

たび重なる戦いはまた、戦禍を逃れて脱出していく大量の難民を生む。戦国時代においてもそうであった。多くの難民が陸路または海路で大民族移動を開始し、行く先々で混血が進むことになる。そのような波の一部が、朝鮮半島を経て、あるいは直接大陸沿岸から、九州を中心とする西日本に渡来したことは容易に想像されることなのである。

渡来系(弥生人)の人々についてはさまざまな考えがある。先述の埴原はコンピューター・シミュレーションによって弥生時代のはじまりからの約千年間に一〇〇万人もの渡来人が来たと推定している。一方、渡来人の比較的高い文化水準などから考えて、渡来人自体の数は少なかったものの、縄文人よりも高い人口増加率のために急速に人口増大が起こり、縄文人を吸収するに至ったとの考えもある。

さらに筆者は人口増加率だけでなく疾病死亡率なども考慮しなければならないと考えている。すなわち、骨に残された病気の痕跡から、渡来人はそれまで日本列島(あるいは縄文人集団)には存在しなかったような新しいタイプの感染症、例えば麻疹、天然痘、あるいは結核などを持ち込んだ可能性が高く、そのためにこのような新手の感染症にまったく免疫力（抵抗力）をもたなかった縄文人の死亡率がはるかに高くなり、それこそが縄文人衰退と消失の一因であろうと考えているのである（詳しくは拙著『骨から見た日本人――古病理学が語る歴史』講談社選書メチエ142、一九九八年を御参照いただければ幸いである）。

〈3〉西安人骨調査団

日中の骨探偵達

さて少し寄り道をしたが、話を西安の骨の研究室に戻そう。そんなわけで、日中双方の人類学者が西安の研究室に集まり、春秋から戦国時代という日本人の成立とも深く関連する中国の青銅器時代の古人骨を共同で調査することになったのである。いってみれば、「日中共同スケルトン探偵団」である。筆者自身が実際この調査団に参加したのは平成一〇年七～八月と平成一一年五～六月の二回にわたっている。大量の人骨の保管されているかなりほこりっぽい研究室に入り、朝から夕まで数百体におよぶ古人骨を頭のてっぺんから足の先までたんねんに観察し、所見をとり、計測し、写真に収めながら調査してゆくのである。

西安の七月から八月は真夏で、猛暑である。研究室にはクーラーなどなく、じっと座って骨を観察しているだけでもじっとりと汗が出てきて、やがて骨の上にポタポタと落ち始めることもあった。そんななか、日本側の団長である松下孝幸博士（山口県豊北町の土井ヶ浜人類学ミュージアム館長）とそ

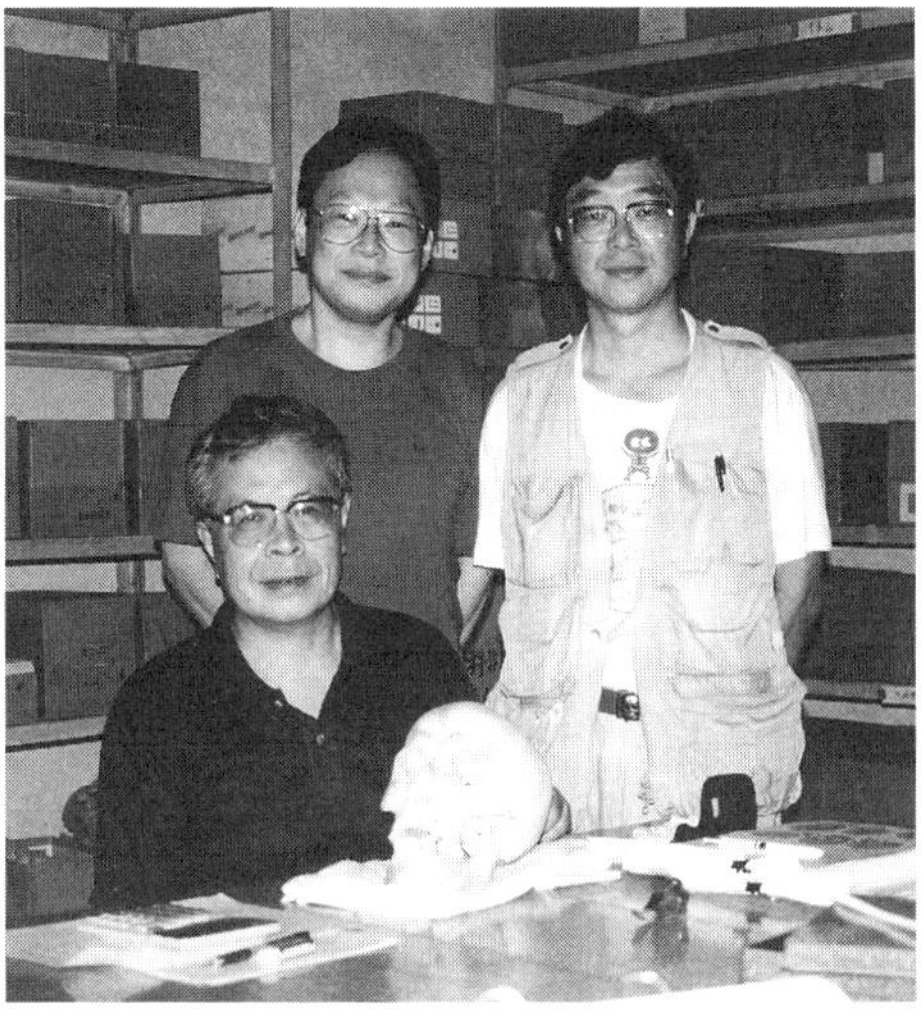

図5　中国スケルトン探偵団
（前列座っているのが，韓康信教授，
後列右が松下孝幸博士，同左が筆者）

のグループは、人骨についての保存状態や性、年齢などの最も基本的な人骨台帳を作成するために、一体一体について詳細な計測を行ってゆく。中国側の団長の韓康信中国社会科学院（考古学担当）教授とそのお弟子さんらは、計測ではわからないさまざまな骨の形態の特徴（形態小変異）や抜歯の有無などを中心に観察し、長崎大学（歯学部口腔解剖）から参加された真鍋義孝助教授や小山田常一博士は歯の計測や形態小変異を、そして筆者は骨に残された病気や健康に関する情報を観察し、記録を取ってゆくのである（図5）。

以下では、まず人骨の調査を行う場合に最も基本となる性や年齢の推定方法を紹介し、さらに西安での中国青銅器時代の人骨に実際にみられたさまざまな病気や健康状態などの古病理学的情報についても紹介し、西安スケルトン探偵団の報告書としよう。

個体識別とは

古人骨を取り扱う人類学では、個体識別すなわち、性や年齢などの個体要因の特定がきわめて重要な意味をもっている。個体識別の精度が高くなればなるほど、研究の対象とする個人のみならず集団に関するすべての情報の精度も増していくのである。ここでいう個体の識別のための最も基本的な要因としては、人種、性、年齢の三つが挙げられる。それらをまとめておくが、また少々遠回りとなってしまう。西安探偵団の調査結果を急ぐ方は、第4節(33頁)に飛んでも結構である。

〈人種の判定〉

発掘された人骨がどのような人種に属するかは、最も基本的な問題である。例えばアメリカやカナダなら、人骨がアメリカインディアン(モンゴロイド)のものか白人(コーカソイド)のものかあるいは黒人(ニグロイド)

のものなのかが、その後の人類学的・考古学的分析を進めていくうえで、まず最初に解決すべき個体識別となる。

わが国にあっても、同じ日本列島に居住した集団のなかで、先に述べたように在来系の縄文人集団と、渡来系の弥生人集団あるいはそれ以降の古墳時代人から現代人などとではその顔面部の形態が異なっている。今回観察された中国内陸部の古人骨も、それが例えば漢族なのか、ほかの少数民族なのか、あるいはまた「シルク・ロード」のような交易ルートから移動してきたペルシャ人をはじめとする中近東の人々なのかを、前もって明らかにしておく必要があるのである。

〈性の判定〉

骨格における性の判定についてはこれまでに数多くの研究・報告があるが、大別すると、肉眼での観察による方法と、計測値に基づいて行う方法とがある。肉眼での観察によって性を判定した場合、熟練した形質人類学者なら成人全身骨格あるいは骨盤がある場合は90～95％という高い精度の的中率が考えられる。しかし、頭蓋のみ、あるいはその他の部分的骨格からの判定では、当然その精度（的中率）は落ちることになる。

一方、計測値による判定の方法についても問題がないわけではない。計測そのものは比較的簡単であるが、古人骨の場合はさまざまに破損していることが多く、必ずしもすべての計測点が無傷で残っているとは限らないからである。

さらに、多くの計測値において男性と女性の値が広範囲に重なり合うことや、もともと基準としている骨格集団が現代人骨集団であるため、必ずしも古人骨集団に直接応用できないなどの制約が存在する。

それでは、従来から比較的信頼の置かれている、骨格のいくつかの部位での、形態学的な性差（性的二型）について述べてみよう。

(1) 頭蓋における性差

頭蓋の形態には性差のよく現われるいくつかの形が知られている。それらのうち特に、グラベラ（眉毛の上の隆起）、乳様突起（耳の後ろの隆起部分）、および後頭部での頂平面と外後頭隆起の形態、の三か所はいずれも男性でよく膨隆発達している。眉間では男性でよくくぼむのに対し、ひたいの上部では、女性の方が男性に比して、よく膨隆することがあり（前頭結節）、これも性別判定に用いられることがある。

② 骨盤における性差

骨盤は性の判定や年齢の推定にあたって、最も信頼しうる骨格部分である。性の判定に用いられる骨盤での形態はいくつかあるが、その差はいずれも幼年期には不明で、成人に達すると女性の妊娠・出産という生殖活動によって明確な男女差が現われてくる。

女性骨盤が男性骨盤と異なる点を挙げてみよう（図6）。

・骨盤は全体的に低く広い。また、恥骨結合の高さも低い。
・仙骨（骨盤の後壁の一つ）の前方への突出が弱く、したがって骨盤上口は広い。
・恥骨下角は大きい。
・大坐骨切痕と呼ばれる切れ込みは明らかに大きく鈍角をなす。男性骨盤のそれは鋭角で深く切れ込む。

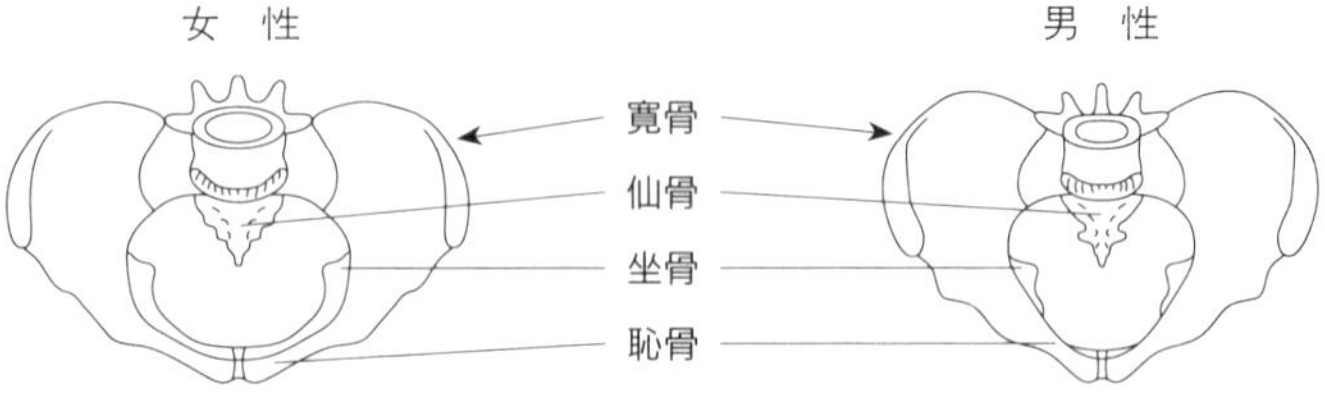

女　性		男　性
低く広い	全体の形	高く狭い
横楕円形	骨盤入口	ハート型
広い	骨盤腔	漏斗状で狭い
広い	骨盤出口	狭い
90〜100度	恥骨弓角	70〜80度
平坦	恥骨結合	突出している
広く短い	仙骨体	狭く長い
平坦	仙骨岬角	突出する
広い	坐骨切痕	狭い
短く彎曲	恥骨枝	長く垂直
やや前方を向く	寛骨臼	側方を向く
弱い	尾骨の突出	強い

図６　骨盤の性差

・女性骨盤では妊娠による痕跡とされる特有の溝《みぞ》（前耳状面溝）が著明なことが多い。
・骨盤のなかに空いている閉鎖孔の形態は楕円形に近く大きく、男性ではより小さく三角形となる。

③ 長骨

一本の長骨（上腕骨や大腿骨などの長い管状の骨）から性別を判定することはきわめて困難な場合が多い。しいて述べるならば、男性では骨端の関節を構成する部分が比較的大きいこと、筋の付着部が粗雑であり、隆起や溝がより明瞭で、全体としてゴツゴツした感じを与える。しかし、これらの長骨での形態は、その年齢や個体差によるバラツキが大きい。

〈年齢の推定〉

古人骨から年齢を推定する場合、歯の生え出す時期を手がかりとして、新生児から小児期まではおおよそ一歳きざみでの推定が可能である。しかし成人では一歳きざみの年齢推定は無理なので、幼児期、小児期、成年期、壮年期などのおおよその年齢区分がもうけられている。

個体の年齢推定に際して用いられる骨格の部位は、その個体の発達段階（幼小児、成年、壮年、熟・老年）によって異なっている。

① 歯の生え出す時期

幼少時から二〇歳前の青年期にかけて、最も信頼できる年齢推定の指標は歯の萌出状態である。すなわち二〇本の乳歯の萌出と脱落、次いで三二本の永久歯歯胚の形成、永久歯の萌出および歯根の完成などは一連の連続するほぼ規則的な生物学的現象であるため、年齢（発育年齢）を推定するのに最も都合がよい。図7は出生時から若年にかけての乳歯と永久歯の萌出についての年齢による変化を示したものである。

② 骨化中心と骨端癒合（V-〈4〉参照）

長骨の骨幹と骨端の発育は、各々別個に「骨化中心」から形成されてくる。両者の間（骨幹端）には板状の骨端軟骨があり、幼・若年者では、この部分で軟骨から骨への置換が生じ、骨の長軸成長が行われている。成長が停止すると骨端軟骨部は徐々に骨化し、ついには骨幹と骨端は完全に骨だけと

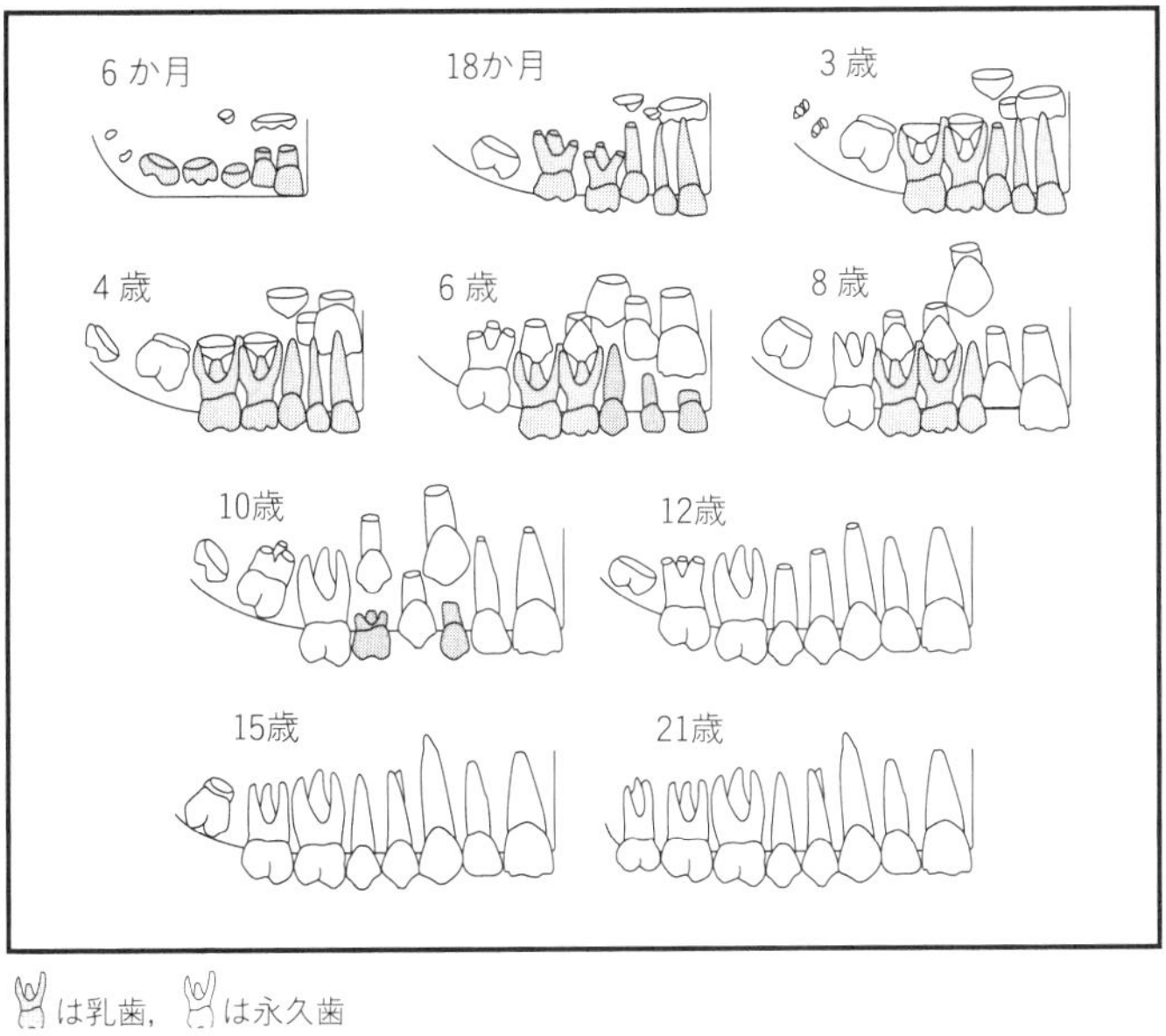

図7　歯の萌出時期

なり、癒合してしまう。この癒合は急速に完成するのではなく、骨の中心部分から徐々に骨性癒合が生じ、一部は骨端線として残り、最終的に完全な癒合となって完成するものである。

したがって、この骨端部分の癒合の過程は若年期から成年期にかけての年齢推定のよい指標となることが知られている。図8は身体各部位の骨格の骨端癒合の開始と完了の時期を示している。

③恥骨結合面の年齢推定

若年期から成年期そして熟年期に至る時期での骨格における年齢推定で、最も信頼のおける部位は、骨盤の前端

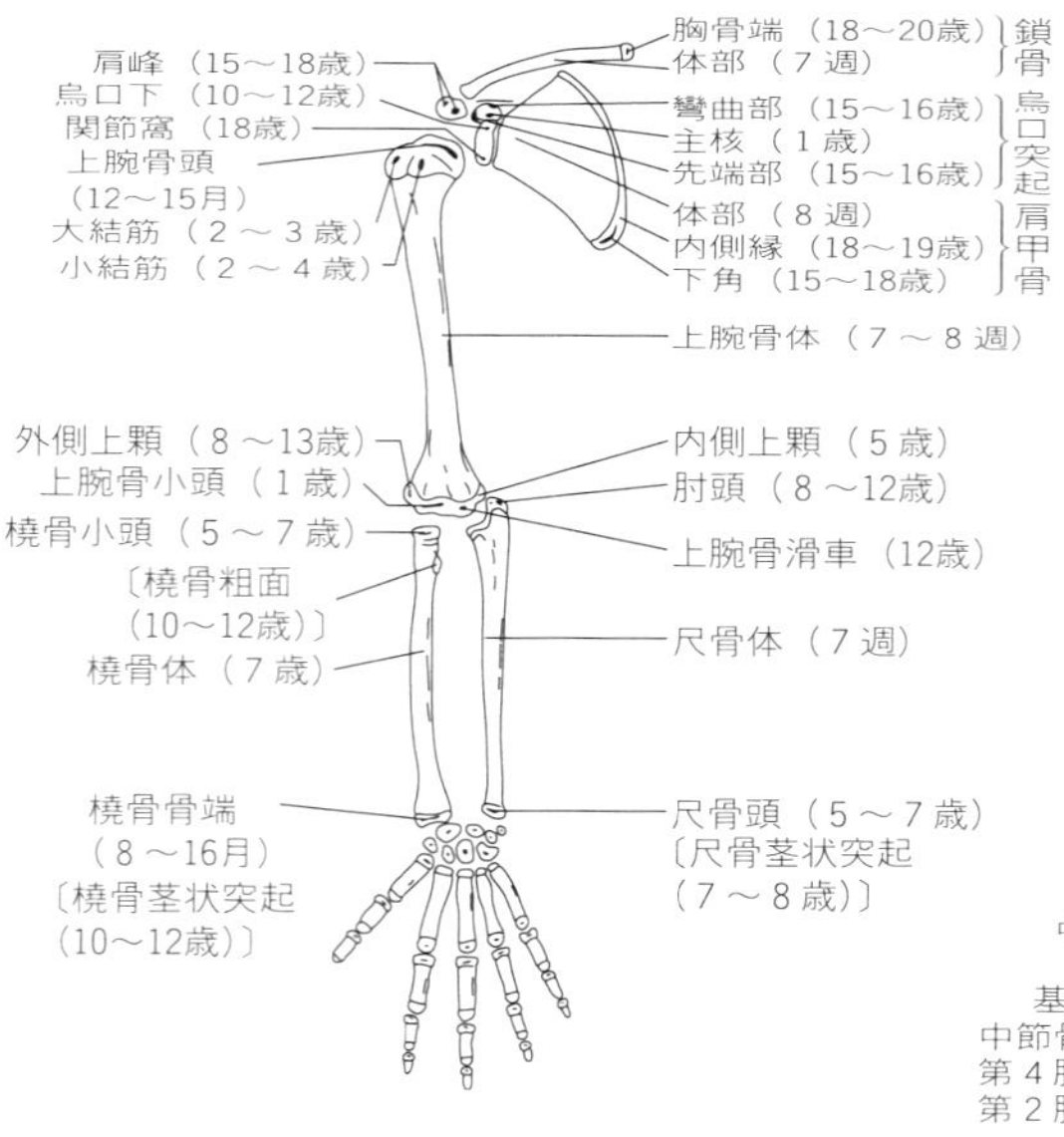

肩峰（15～18歳）
烏口下（10～12歳）
関節窩（18歳）
上腕骨頭
（12～15月）
大結筋（2～3歳）
小結筋（2～4歳）
胸骨端（18～20歳）
体部（7週）
鎖骨
彎曲部（15～16歳）
主核（1歳）
先端部（15～16歳）
烏口突起
体部（8週）
内側縁（18～19歳）
下角（15～18歳）
肩甲骨
上腕骨体（7～8週）
外側上顆（8～13歳）
上腕骨小頭（1歳）
橈骨小頭（5～7歳）
〔橈骨粗面
（10～12歳）〕
橈骨体（7歳）
内側上顆（5歳）
肘頭（8～12歳）
上腕骨滑車（12歳）
尺骨体（7週）
橈骨骨端
（8～16月）
〔橈骨茎状突起
（10～12歳）〕
尺骨頭（5～7歳）
〔尺骨茎状突起
（7～8歳）〕

a．上肢骨

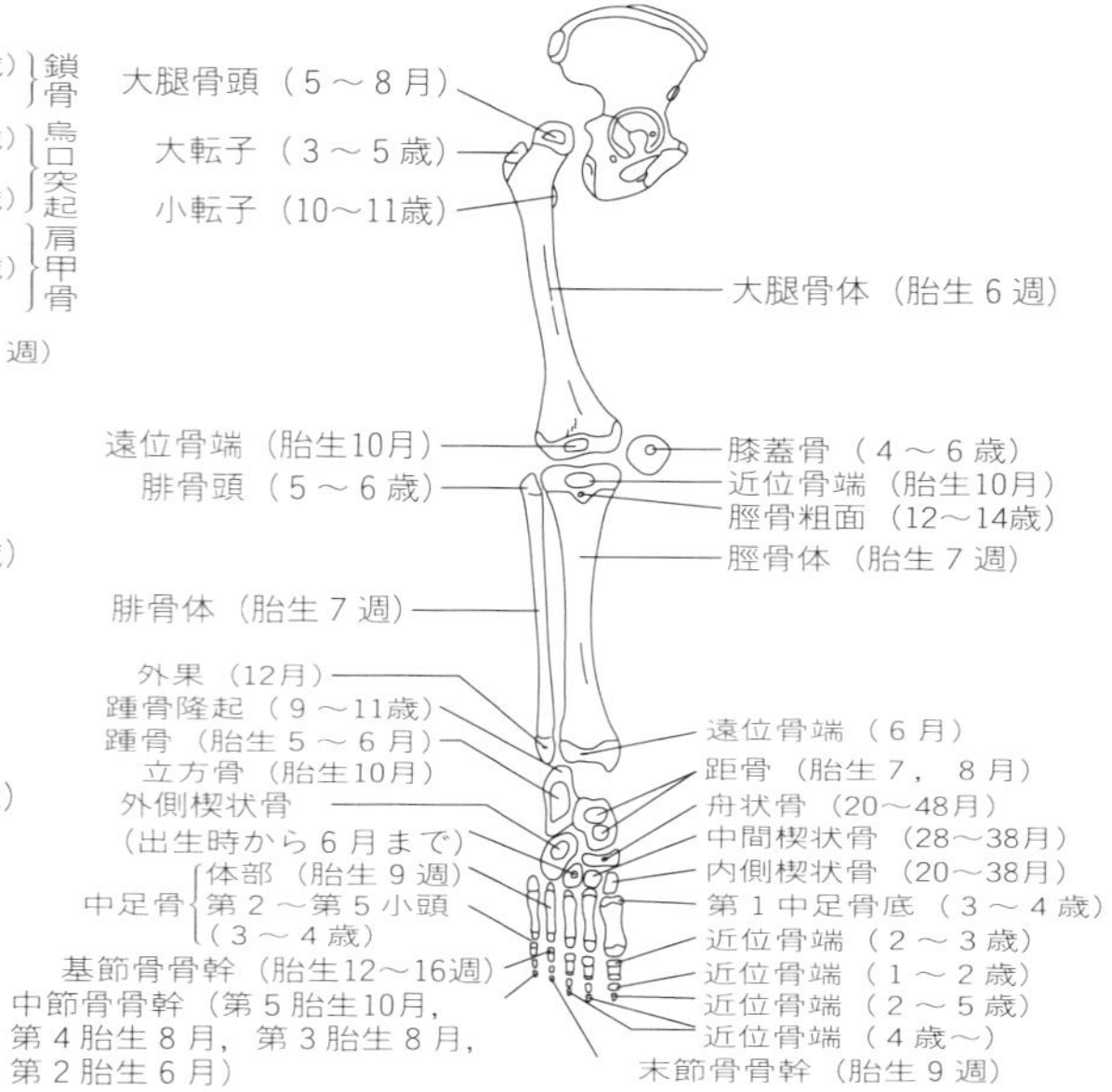

大腿骨頭（5～8月）
大転子（3～5歳）
小転子（10～11歳）
大腿骨体（胎生6週）
遠位骨端（胎生10月）
腓骨頭（5～6歳）
膝蓋骨（4～6歳）
近位骨端（胎生10月）
脛骨粗面（12～14歳）
脛骨体（胎生7週）
腓骨体（胎生7週）
外果（12月）
踵骨隆起（9～11歳）
踵骨（胎生5～6月）
立方骨（胎生10月）
外側楔状骨
（出生時から6月まで）
中足骨
体部（胎生9週）
第2～第5小頭
（3～4歳）
基節骨骨幹（胎生12～16週）
中節骨骨幹（第5胎生10月，
第4胎生8月，第3胎生8月，
第2胎生6月）
遠位骨端（6月）
距骨（胎生7，8月）
舟状骨（20～48月）
中間楔状骨（28～38月）
内側楔状骨（20～38月）
第1中足骨底（3～4歳）
近位骨端（2～3歳）
近位骨端（1～2歳）
近位骨端（2～5歳）
近位骨端（4歳～）
末節骨骨幹（胎生9週）

b．下肢骨

図8　**骨化の時期**（高橋長雄：1991）

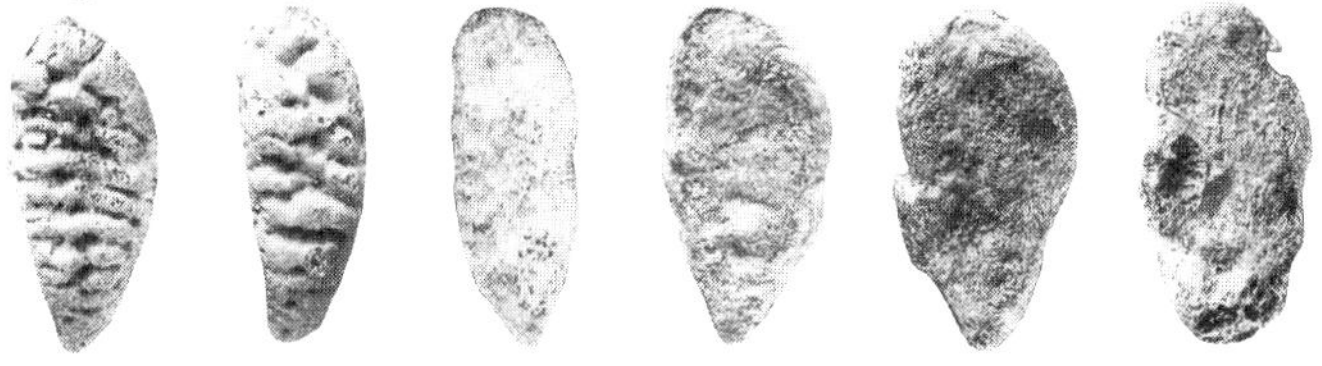

図9　恥骨結合面の年齢変化（埴原和郎：1997より）

部で両側の恥骨が関節する部分（恥骨結合面）の形態学的変化である。恥骨結合面の形態は一〇代後半から顕著な変化を呈するようになる。年齢に応じた変化の大要は次の通りである（図9）。

・一七～一九歳にかけては恥骨結合面全体に横走する平行隆線が明瞭に出現し、しかも谷は深い。結合面辺縁の境界は不明瞭である。

・二〇～二四歳の時期では平行隆線はまだ存在するが、弱まってくる。さらにごく弱いが背側縁の形成がはじまる。特に、二三～二四歳での最大の特徴は結合面上端部での骨性小結節（上結節）の出現である。腹側縁での傾斜面の形成もみられる。

・二五～三〇歳時期になると、腹・背両側縁が明瞭になり、結合面上・下端の境界が完成される。上結節はほぼ全体に消失する。

・三〇歳以降では結合面の変化は乏しくなり、その年齢に対応した特徴を捉えることは困難となるが、一般に結合面は卵円形となる傾向にあり、加齢とともに結合面の粗雑・不整合が認められ、小さな孔が多数出現したり、余分な硬い小さな骨のトゲが出現したりという退行性変化が徐々に出現してくる。

④　頭蓋縫合からの推定年齢

頭蓋は多くの構成骨が「縫合」と呼ばれる結合をしている。この縫合の閉鎖の状態は年齢に応じて変化していくことが古くから知られている。比較的容易に観察されることもあって、これまでよく年齢推定の指標に用いられてきた。しかし、この頭蓋縫合は外側と内側でその変化の程度が異なることや個体差の大きいことなどから、現在ではあまり精度の高い年齢推定指標とは考えられていない。

〈4〉骨からわかる病気とその病変からの推理

主な古人骨の病変

出土した古人骨からは、その個体のさまざまな健康に関する証拠、あるいは病的変化（病変）を見出すことができる。むしろ、まったく何の病変も示さない人骨の方が珍しいともいえる。古人骨などの骨格資料からその個人の生前の病気や死因をつきとめる研究を「古病理学」と呼んでいる。しかし、病変の程度や種類はきわめて多様で、誰が見ても明らかに異常だと判定しうる、いわば顕著で目立つ病変から、よほど古人骨病変に精通した研究者でなければ観察・診断することの難しい病変まで存在する。さらに、古人骨に出現した病変は、たとえ相互に同じような形態学的変化を示していても、その原因となる病気がまったく異なる場合もある。

表1に掲げたのは、筆者が古人骨を古病理学的観点から観察する場合に、常に心にとめチェックするべき疾病カテゴリーと個々の病気のリストである。これらのリストに掲げられた病気は、これまで古病理学の文献上見出された病気の一部ではあるが、比較的出現頻度が高く、また形態学的異常がか

表1 疾病カテゴリー

I］外傷

1）骨折…変形や偽関節含む
2）脱臼
3）戦闘および利器による外傷，骨損傷
4）（四肢の）切断
5）頭骨への人為的・外科的損傷（トレファネーション）
6）外傷後性化骨性筋炎

II］炎症性疾患

1）非特異的炎症性疾患
  1-1）骨膜炎
  1-2）骨髄炎（汚孔，腐骨形成含む）
2）特異的炎症性疾患
  2-1）結核性骨関節炎
  2-2）梅毒性骨炎
  2-3）ライによる骨変化
  2-4）放線菌症
  2-5）ブラストマイコーシス
  2-6）ブルセローシス

III］腫瘍

1）良性（骨）腫瘍
  1-1）良性骨腫
  1-2）骨軟骨腫
  1-3）類骨腫
  1-4）多発性軟骨性外骨腫
2）中間性（骨）腫瘍
  2-1）孤立性骨嚢腫
  2-2）骨巨細胞腫
  2-3）線維性骨異形成症
  2-4）骨組織球症X
  2-5）傍骨性骨肉腫
3）悪性（骨）腫瘍
  3-1）骨肉腫
  3-2）軟骨肉腫
  3-3）骨線維肉腫
  3-4）ユーイング肉腫
  3-5）多発性骨髄腫
  3-6）癌の骨転移

IV］代謝性・内分泌疾患

1）クル病，骨軟化症
2）壊血病
3）副甲状機能亢進症
4）ページェート病
5）脳下垂体機能亢進または低下症（巨人症または下垂体性侏儒）
6）鉄欠乏性貧血（クリブラ・オルビタリア）
7）骨粗鬆症

V］関節疾患および脊椎疾患

1）リウマチとその類縁疾患
  1-1）慢性関節リウマチ
  1-2）若年性慢性関節リウマチ
  1-3）強直性脊椎炎
2）退行性慢性関節疾患
  2-1）変形性関節症
    i）変形性脊椎症
    ii）変形性膝関節症
    iii）変形性股関節症
    iv）変形性肩関節症
    v）変形性肘関節症
  2-2）痛風
  2-3）神経病性関節症
3）脊椎症患
  3-1）腰仙移行椎
  3-2）脊椎分離症
  3-3）シュモール結節
  3-4）脊椎管狭窄症
  3-5）靭帯骨化症
  3-6）シャウエルマン氏病

VI］先天性骨系統疾患・奇形症候群

1）骨軟骨異形成症
  1-1）軟骨無形成症
  1-2）鎖骨・頭蓋異形成症
  1-3）変容性骨異形成症
2）骨密度異常等
  2-1）骨形成不全症
  2-2）大理石骨病
3）頭蓋骨変形
  3-1）頭蓋骨縫合早期閉鎖
  3-2）頭蓋底陥入症
  3-3）後頭骨環椎癒合症
  3-4）口蓋裂
4）脊椎変形
  4-1）歯突起形成不全
  4-2）クリップルファイル症候群
  4-3）脊椎破裂
  4-4）半椎
  4-5）側彎症（特に特発性）
5）股関節疾患
  5-1）先天性股関節脱臼
  5-2）ペルテス病
  5-3）大腿骨頭壊死

VII］麻痺性疾患

1）脳性麻痺
2）ポリオ
3）変性疾患

VIII］歯牙・歯周疾患

1）先天的歯牙異常
2）齲歯（むしば）
3）歯周疾患，裏瘍形成

IX］その他

1）分娩障害
2）大動脈瘤

なりはっきりとした疾患である。

表の中に記載された多くの病気のなかで、特によく遭遇するカテゴリーは骨折をはじめとする外傷や、四肢の大きな関節や脊椎などでの老化にともなう退行性病変、さらには歯牙・歯周疾患などが挙げられる。しかし、ある時代のある地域のある集団によっては、感染症や腫瘍など、特定の疾病頻度が高く認められることがあり、伝染病の流行や遺伝的・環境的素因の問題とからんで興味ある情報を提供する。

さらに、これらの病気のなかには、その病変がいかに小さかろうと生体内で急性の病状がかなりはっきりと出現し、時に致命的となる疾病もあれば、逆に、加齢にともなう多くの退行性の変化や比較的慢性に進展する疾病で、その病変がいかに目立って大きくなっていようと、あまりはっきりとした臨床病状をもたらさない、いわば穏やかな疾病もある。後者は特に近年よく古病理学の研究で話題となるストレス・マーカーという疾病カテゴリーでまとめられており、集団間での全体的な健康比較に有効な指標となることが知られている。

◎古病理学的診断

古人骨に出現する病気の診断の大部分は肉眼的観察によっている。骨病変についての検査は古人骨での病変自体きわめて貴重であり、文化財的な価値も高いところから非破壊的検査が中心となる。現在、最も一般的な検査は肉眼での観察による病変の出現部位とその形態を正確に同定することから始まる。多くの場合、X線撮影による検索もなされる。特に病変が骨の内部に限定されるような症例などでは、X線検査は有効な情報をもたらす。

一方、病変部位での破壊的検査、例えば脱灰によって切片を作製し、染色して顕微鏡で観察するやり方や、最近よく分析されるようになってきた人骨のDNA抽出による診断などは、病変人骨自体が貴重な資料であることから困難な場合が多い。

◎骨に残された傷からの推理

〈戦闘外傷の数々?〉

さて、古代の人骨を観察するための重要なポイントを説明したので、いよいよ、西安スケルトン探偵団の実際の活動報告をしてゆこう。

春秋・戦国時代という名の示すように、多くの人骨に、さまざまな戦闘によると推定される外傷が観察されている。ある成人男性は、頭のてっぺんに長さ五センチ以上もある鋭い傷跡が残されている。おそらく青銅器製の刀剣などによる打撃なのだろう。幸いにして傷（骨折）は骨だけにとどまっていて、脳には達しておらず、こと無きを得たのである。ほかの男性では、頭の左後ろ側に陥没性の傷跡が残っているが、これはその中心部がパックリと開放する骨折で脳内に達している。ただしこの人も幸いにして即死はまぬがれたようで傷そのものに少しずつ新しい骨ができつつある状態が認められ、治りかけ、すなわち治癒の状態にあったと思われる。

図10の例は、開放性の骨折（外傷）が左の眼窩の部分にみられた例である。左の眉のあたりから鋭いもので突き刺されたようで、眼窩の上部の骨がちぎれてしまい、さらに脳内にまで傷が達していることがみてとれる。もちろんこんな傷は自然にできたりするものではなく、明らかに人為的な外傷である。筆者は戦闘などによるものかと推定しているが、一緒に観察した中国

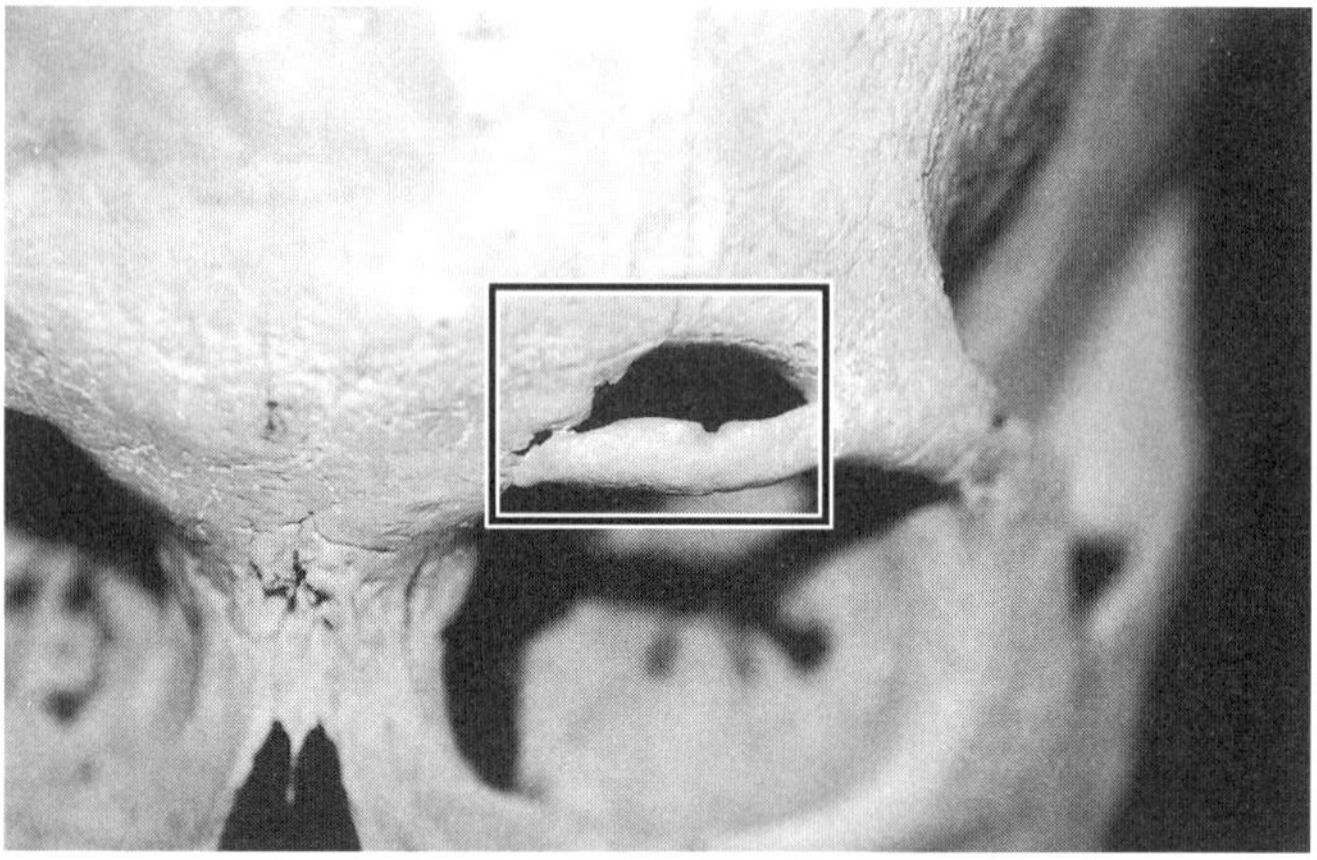

図10　眼窩上部の骨折

の韓康信博士は、外科的な手術の痕ではないかと話されていた。中国の青銅器時代の人骨には似たような痕をもったものがほかの地域からも出土しているそうで、当時は頭痛などを治療する目的でこのような（とても乱暴な！）外科手術が行われていたと韓先生は考えておられるようだ。

また、かなり老年の域に達した男性で、鼻の左側にひどい骨折の痕が残されていた。きっと若かりし頃に殴り合いでもしたのだろうか？　骨折はよく治っているものの、鼻は変形し曲がってしまったまま人生を送ったのであろう。やはり殴り合いの結果、下顎の前歯が二本へし折られ脱落してしまった例もある。一般に古代には人為的に歯を抜く儀式（抜歯信礼）が広くみられ、わが国でも縄文時代の上顎の切歯や犬歯などの抜歯は時々見かける。しかしこの

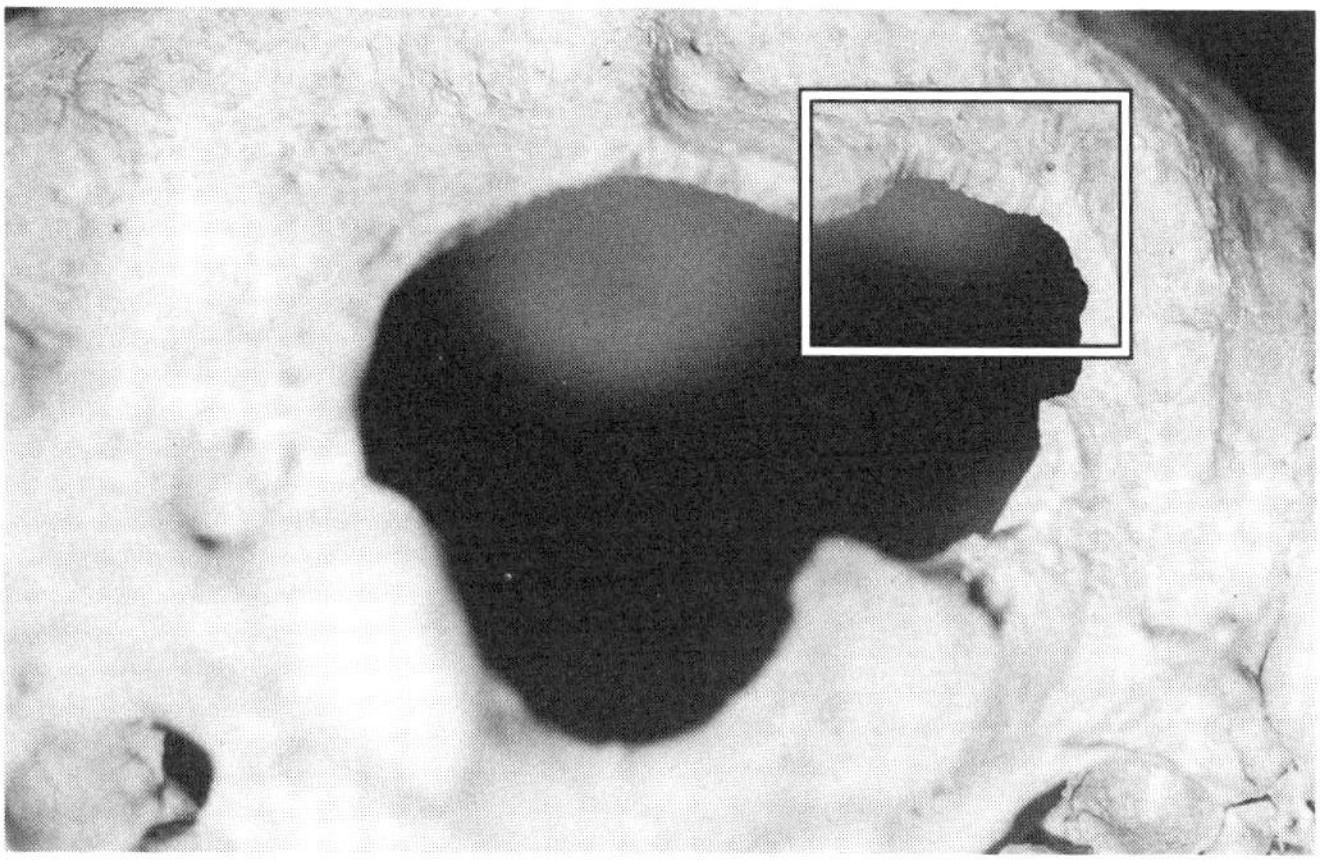

図11 大後頭孔の辺縁が齧じられたように切り取られている

ような人為的な抜歯の場合には歯が抜かれた痕は比較的きれいに、いわば整った形で治癒することが多い。しかしこのケースでは、下顎の正中切歯だけが脱落するという不自然があるうえに、治癒の状態も不整で一部骨折したような状態を示していることから、儀礼としての抜歯ではなく、どうも殴られたか何かで若い時に歯が抜け落ちてしまったのではないかと思われる。

もう一例、大変興味深い例を紹介しよう。図11(成人男性)の例である。彼の頭骨の底面をみると、脳からの太い神経の束(脊髄)が出る大きな穴(大後頭孔)が一部大きくえぐられるように、そして齧《かじ》られたように切り取られている。

このような頭蓋骨を広範に切り取ったような変化は、北京原人などでも発見され、またわが国でも北海道アイヌの古人骨に見出される。その原因については、食人風習による脳髄食を示すものではないかとの議論がなされたこともあった。しかし、頭蓋底の切断縁を詳細に観察すると、ひっかき傷のようなこまかく平行に走る切り込みが辺縁を一周していることがわかる。実はこれは本当の傷や人為的損傷ではなく、ネズミなどの齧歯《げっし》類による死後の咬み傷であることが明らかにされている。

〈事故か？　戦いか？〉

四肢骨にもまた多くの外傷がみられるのだが、なかでもここでは特に珍しく、またすさまじい外傷例を紹介しよう。図12はがっちりとした肉付きをもつ中年の男性であるが、正常な左足（下腿）に比べて右側は何だか変である。明らかに右側は短くなっている。そう、この例は足首の上五、六センチのところでスッパリと切断されているのである。切断部分の拡大をみていただこう。切断面は比較的なめらかで前上方から下後方に向かっている。おそらく斧のようなもので一気にズバンと切り落とされたものであろう。激しい

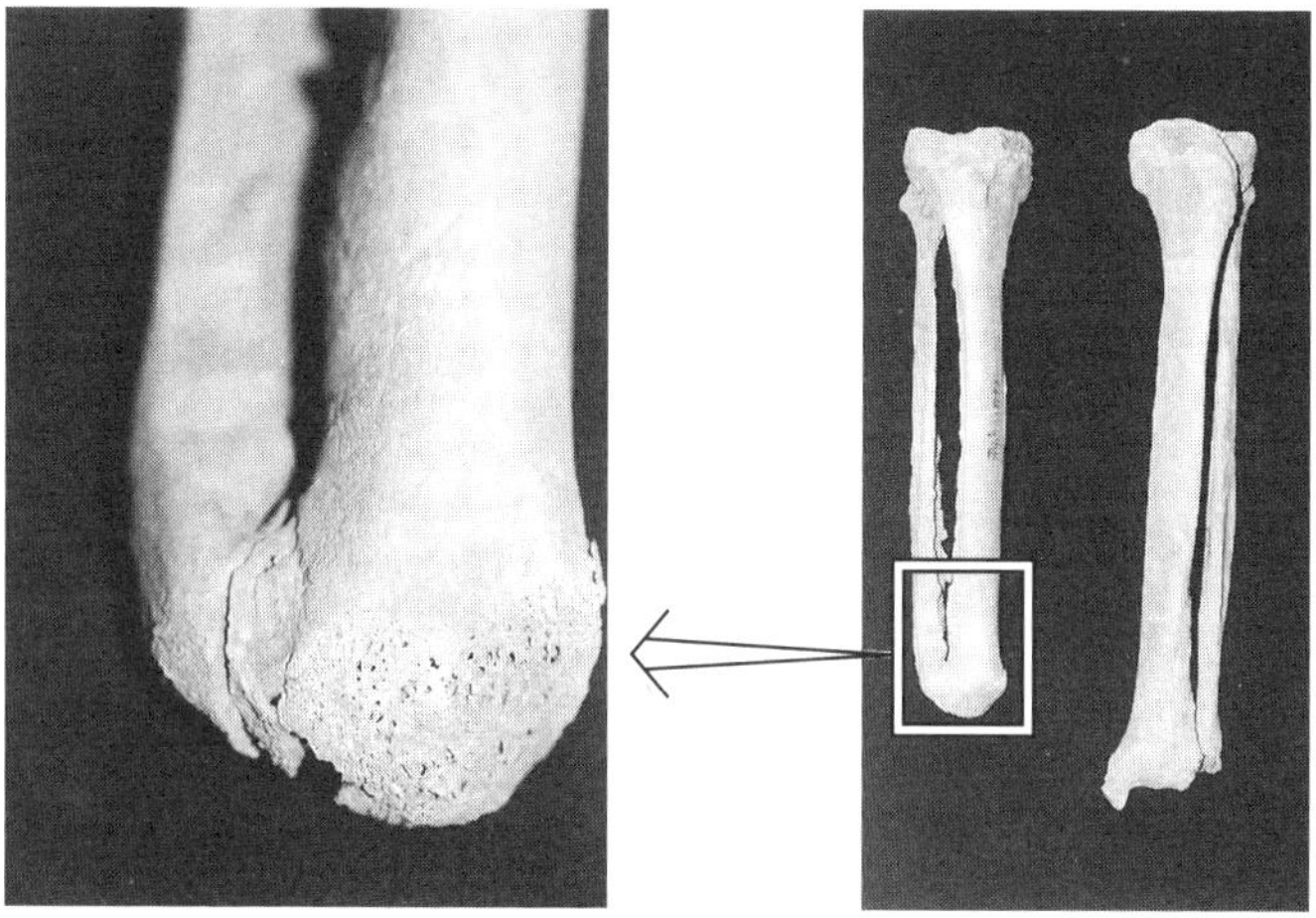

図12　切断された右足（左は切断面の拡大）

痛みと恐怖、そして大量の出血が生じたにちがいない。必死になって止血し手当てしたのだろう。即死はまぬがれている。しかし不潔な傷口からバイ菌による感染が生じたらしく、下腿の二本の骨（脛骨と腓骨）には激しい炎症を示すギザギザとした不規則な骨膜炎の痕跡をみることができるのである。おそらくひどく膿《う》んだのであろう。そして切断面ではこの二本の骨はほとんど癒合して一つの骨になりつつある。脛骨の断端は骨の内部の骨髄を包み込むように新しい骨ができている。彼のこの大きな災難の原因は一体何だったのだろう。事故だったのか、戦争による受傷だったのか？　今となっては知る由もないが、それでも彼はその後不自由になった足をいたわりつつ数年はなんとか生き長らえたようである。

◎顎骨《がっこつ》に残された歯の病気からの推理

中国の青銅器時代に限らず、わが国の縄文時代や太平洋に散在する島々の先史時代の古人骨を観察していると、多くの頭蓋で歯や（歯の生えている）上・下の顎《あご》の骨（上顎骨と下顎骨）にさまざまな歯や口腔内の病気の痕跡を発見することができる。なにしろ、歯医者さんのいない時代のことである。彼らを悩ませた虫歯などの歯の病気や、歯槽膿漏などの歯茎や顎骨の病気など、いってみれば有効な治療法もなく、悪化のし放題なのである。だからこそ、古人骨の頭蓋の顎の部分には、ずいぶんと進行した状態の病気の痕跡がたくさん残っている。

西安で発見された図13の例は、歯が本来生えてくるべき正常な位置とは異なった場所に生えてきたものである。上顎の第三大臼歯が口の内へ生えずに、いわばほっぺたの方に生え出した状態となっている。もともとこの第三大臼歯は成人になってから生え出すことから「親知らず」、あるいは「智歯」などといわれ、人類の進化にともなって生え出す人の割合が少なくなってきた歯である。あるいは生えても人類進化にともなう顎骨の狭少化により斜め

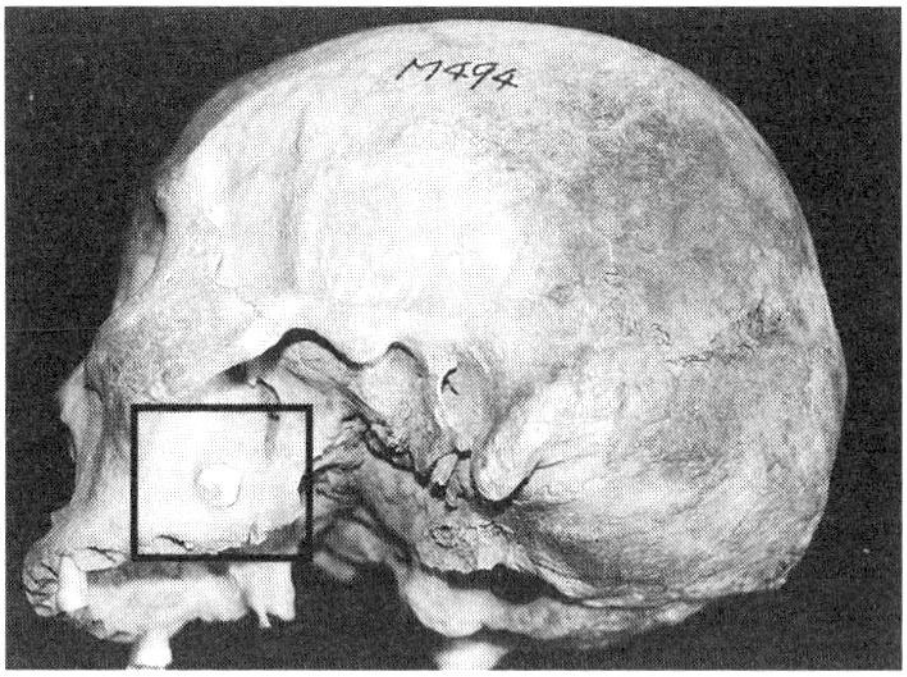

図13　異常な第三大臼歯の生え方

に生えたり、隣の第二大臼歯に向かって水平に生えたり（「水平智歯」と呼ばれる）とあらぬ方向に生え出す傾向の強い歯なのであるが、この例では、それが正常な歯茎からすら生えることなく、とんでもない異常な位置から顎骨を突き破って生え出したものである。

また同じ西安の例で、上顎第二側切歯は本来前歯として生えるべきものが、正常よりもずっと上の方、鼻の下縁のあたりから生え出したものがある。この人の場合、ニッと笑った時など、歯グキの変なところに白い歯がチラッと飛び出していたわけで、きっと相手の人は不気味に思ったにちがいない。

今紹介している中国青銅器時代の人々には虫歯はそれほど多くはない。それほどというのはわが国の縄文時代人と比較しての話である。実は、わが国の縄文時代人には世界の先史時代の人々に比べて虫歯が多かったことが指摘されているのである。

新潟県立自然史博物館の藤田尚氏の研究によれば、先史の狩猟採集民すなわち、農耕をもたず、動物を狩猟したり各種の植物や貝類を採集して生活する人々のなかで、縄文時代人は飛び抜けて高い割合で虫歯をもっているという。

虫歯の専門家ではないが、縄文時代人を見慣れた筆者からみても、確かに中国青銅器時代人には虫歯は少ないようである。しかし、いわゆる歯茎の病気あるいは歯槽膿漏はかなり多い。そして病勢が発展した歯髄炎や、ひどい例として顎骨を破壊するような顎骨嚢胞と呼ばれる重症例も、数例見つかっている。

ある例では、上顎前歯部分に左右に楕円形の嚢胞（液状の内容物を含む袋状の構造物で、自身の内圧で膨張し、骨を徐々に破壊する）による骨破壊の痕が出現していた。このような嚢胞は、顎骨に出現する嚢胞のなかでも、歯根嚢胞と呼ばれるもので、頻度の多い病気である。これは虫歯や歯槽膿漏などの炎症が歯の根の部分にまで到達し（歯髄炎）、そこから小さな嚢胞（根炎性嚢胞）が徐々に大きくなって、骨を破壊してゆくもので、特にこの例のように上顎前歯部に多く発達する。

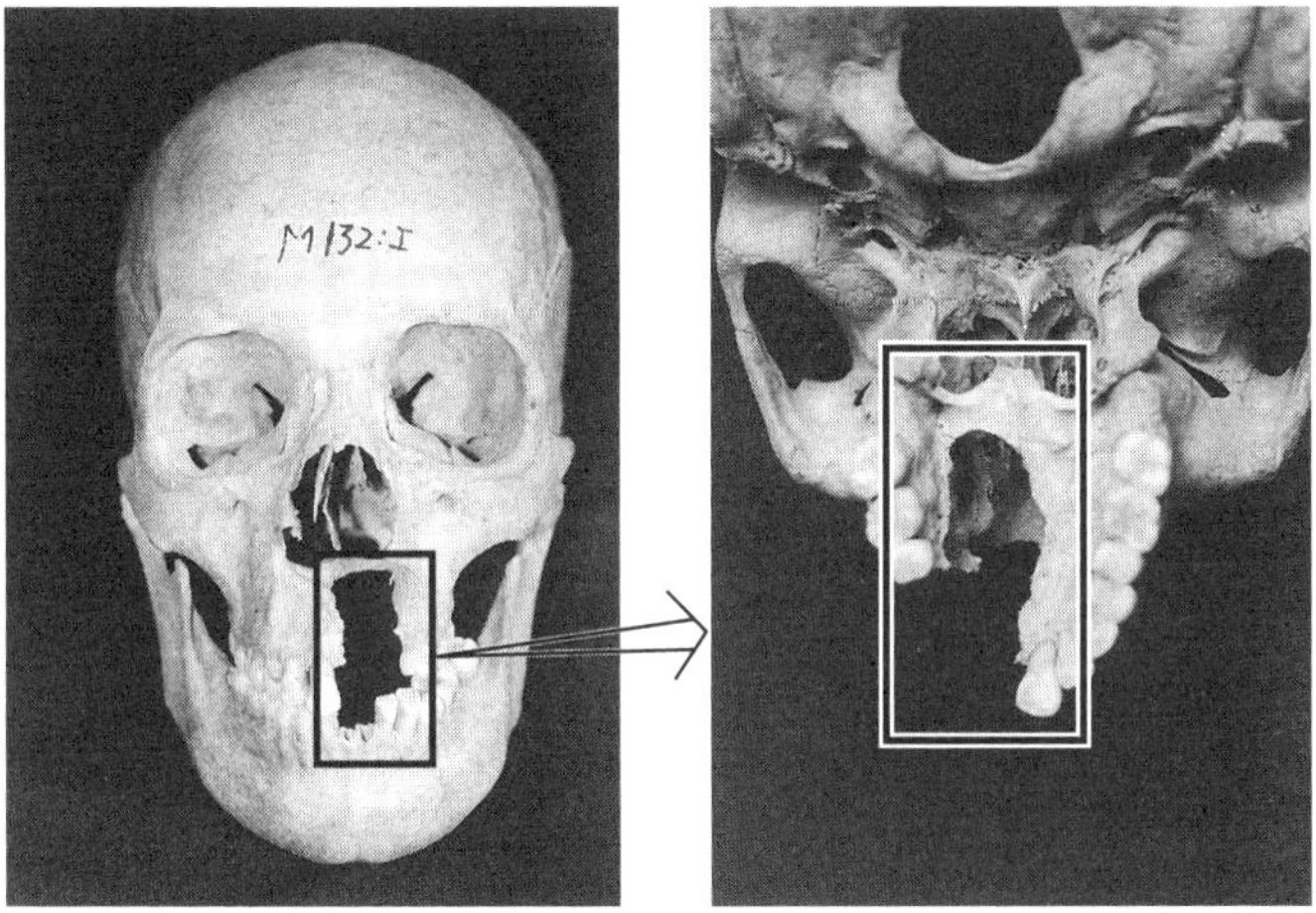

図14　顎骨嚢胞が口蓋や鼻腔内を破壊している
（左は正面、右は下面からみたもの）

図14は特に重症な例で、左上顎前歯部から発達した嚢胞が上顎骨体前壁を完全に破壊し、さらに口蓋すらも破壊してぽっかりと穴があいたようになっている。口蓋での破壊された面をみると、その断面は平滑であるが、骨はやや硬化し、増大してゆく嚢胞との間での生体の戦い、すなわち反応性の骨増殖のあったことがわかる。また、鼻のなかに注目すると、左右の鼻の孔を分ける骨性の壁（鼻中隔）もまた一部破壊されているとともに、鼻自体も右側に凸状に曲がっていて、嚢胞が鼻腔内すらも占拠していたことが窺える。いずれにしても、この御仁、口の中にデンと大きな嚢胞が居座っていたわけで、食べることにも、しゃべることにも長いこと不便を感じていたにちがいないのである。

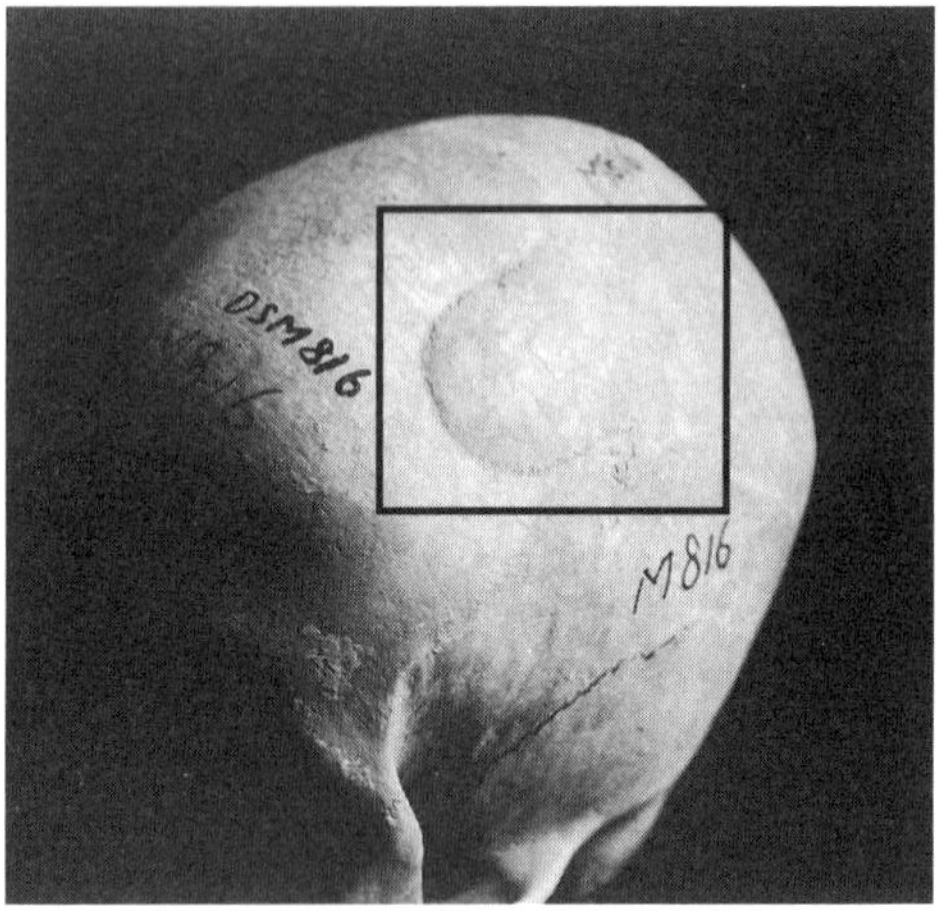

図15　頭蓋の巨大な良性骨腫

◎骨の腫瘍

〈骨の良性腫瘍〉

骨にもさまざまな腫瘍（できもの、腫れ物、ガン）が出現する。その多くは生命の危険のない限局した良性のもので「良性骨腫瘍」と呼ばれている。一方、古人骨において悪性腫瘍は稀といっても過言ではない。もともと平均寿命が短くガン年齢に到達する以前に、外傷や感染症などで死亡することが多かった古代の人々にはガンの転移した骨の証拠が見つかるのは大変珍しいことなのである（詳しくは拙著『骨からみた日本人』を参照）。

さて、古人骨によくみられる良性の骨腫瘍のなかでも特に群を抜いているのが頭蓋にできる良性骨腫である。この良性骨腫は、その大部分が直径数ミリ、大きくてもたかだか直径一センチ程度のもので、生きている時もまったく症状はなく、病気というほどのものではない。そのために、古人骨の観察

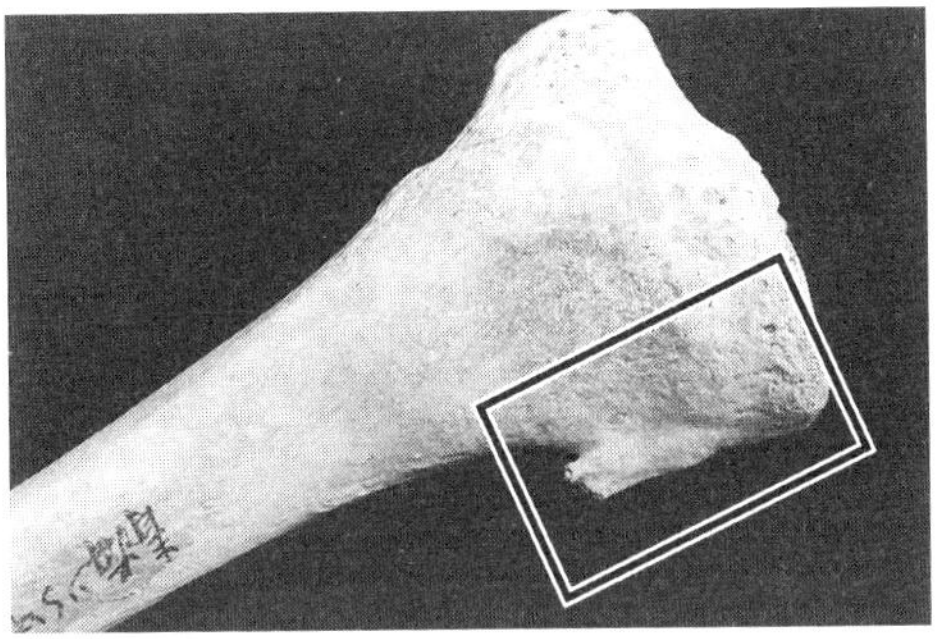

図16　脛骨近位端の（良性）骨軟骨腫

においても、直径数ミリ程度の小さいものは、ほとんど無視され、所見として記録されないことの方が多いのが実情である。そんななかで、図15の例では巨大な良性腫瘍が見出されている。これは熟年男性の頭蓋で、左前頭骨から頭頂骨にかけて、最大直径八・五センチ、最大幅径四・五センチにもおよぶ境界の明瞭で扁平な楕円形の良性骨腫である。これほど大きなものになると、あまり報告はないシロモノである。もちろん、生きている時には、頭を手で触れると、瘤《こぶ》というほどではないにしろ、膨隆がはっきりわかったはずで、痛みなどの症状はなく、孫に触れさせて楽しんでいたのかも知れない。

もう一つ、この中国青銅器時代人に多くみられた良性の骨腫瘍を紹介しよう。それは、脛骨近位端（膝のあたり）にできた良性の骨軟骨腫と呼ばれる骨腫瘍である（図16）。この良性骨腫瘍それ自体は珍しいものではなく、また、整形外科などでも、ごくありふれた疾患として取り扱われているものである。ただ、今回調査した青銅器時代人ではその出現頻度のかなり高いことが注意を引いた。これまで筆者が調査した比較的大きな古人骨集団での脛骨近位端に出現した良性骨軟骨腫の出現頻度では、この西安の人骨群とアメリカ合衆国ハワイ州の州都ホノルルにあるビショップ博物館に保管されている先史ハワイアン古人骨での良性骨軟骨腫の出現頻度がともに相当な高頻度であった。

このような特定の疾患の出現頻度の差が、遺伝的要因によるものなのか、何か生活習慣や環境要因の差によるものなのか、はたまた、単なる資料のかたよりによる偶然の結果なのか、その原因は残念ながら現在のところ不明である。

さて、スケルトン探偵団の一つの仕事を、日本人の起源に絡めて中国古代の人骨研究に託して紹介してきた。ここでは、特に古人骨観察の基本的事柄や、それらにあらわれたいくつかの病気（古病理学）を取り上げたのだが、それらはいずれも直接目で見た、肉眼的《マクロ》な形態やその変化であった。次章からは、直に目では見ることの出来ない骨の病気のメカニズムを中心に紹介してゆくことにしよう。

II

骨に病んだ人々

骨の正常な発育や発達あるいは正常な代謝などが、先天的または後天的に障害される病気は数多く知られている。

ここでは古今東西の有名人を中心に、古代エジプト文明に生きた王家の人々、中世イタリアに生きた美人、そして近代フランスに生きた芸術家に見出された骨の異常と、最近解明されたその原因とメカニズムをここで紹介しよう。いうなれば、生まれながらにして、また長年骨に病んだ人々の話である。

〈1〉ツタンカーメン王と古代エジプト人たち

ツタンカーメン王をめぐる謎

古代エジプトの王様といえば、おそらく世界中の誰もがまずツタンカーメンの名を挙げるであろう。英国の生まじめな考古学者ハワード・カーターとその後援者のジョージ・ハーバート・カーナボン卿の、二人三脚による一五年におよぶ信念と忍耐の成果は、世紀の大発見物語として知れわたった。さらにその王墓から出土した二〇〇〇点余にのぼる黄金の財宝と、ツタンカーメン王の短い生涯が実に多くの謎に包まれていることがまた人々を魅了して止まない。古代エジプト王朝の華と呼ぶにふさわしい人物なのであろう。

ツタンカーメン王（正式誕生名トゥト・アンク・アメン）が生きていたのは新王国第一八王朝時代に属する紀元前一三五〇年頃らしい。ツタンカーメン王は我々には最も有名な王であるが、その一生は出生、生い立ち、短い人生と死因など、多くの謎に包まれている。なかでもその死因については――ミイラとなった遺体の検証から一七～一八歳で死亡したことが確認されているが――、ワインに混入した毒で殺されたとする毒殺説と、遺体のX線検査から彼の後頭部に鈍器で殴られたような線状骨折がみられることから撲殺されたとする説が対立し、今日でもホットな論争となっている。

ツタンカーメン王の王妃はアンケセナーメンという。彼女はツタンカーメン王の前の王であるアクエアテン王（彼はその特徴ある立像から半陰陽、フレーリッヒ症候群あるいは巨人症などではなかったと推定される人物である）の三女として出生したとされている。彼女は当時の王家の習慣により、成人後二年間父親との婚姻生活を送った後、ツタンカーメン王の王妃となるのだが、その結婚生活が短いうちに王の死を迎えた。ツタンカーメン王の墓からはアンケセナーメン王妃が最後のお別れにと差し入れた矢車菊の花束がそのまま残っていたという。

いずれにしても若くして急死したツタンカーメン王と王妃との間には子供はいなかったのだが、ツタンカーメン王墓の宝物室からは、二体の胎児のミイラが小さな厨子に入れられて副葬されているのが発見されている。これらの胎児はいずれも女児で、ツタンカーメン王と王妃アンケセナーメンとの間にもうけられた実子であるとみられる。二人とも胎児死亡または死産となっ

ている。このうち一体は妊娠八〜九か月時の胎児であったと推定されるが、遺体のX線検査から、この胎児には、

（1）脊柱側彎症
（2）脊椎披裂
（3）左肩甲骨シュプレンゲル変形

の三つの先天的骨格異常が報告されている。三番目の左肩甲骨シュプレンゲル変形（またはシュプレンゲル氏病）は、先天的肩甲骨高位症ともいわれる先天異常で、命に別条はないのだが上腕を挙げられないという障害をもたらす一種の変形である。

より大きな問題を含む先天的異常が脊椎披裂である。この胎児のように先天的脊柱側彎に合併することも稀ではない。一般に頭蓋から脊柱といういわば神経系を保護している骨格部位に、先天的な形成不全、すなわち未癒合や披裂などが生じた場合、その程度が重いほど、そしてその形成不全が広範囲

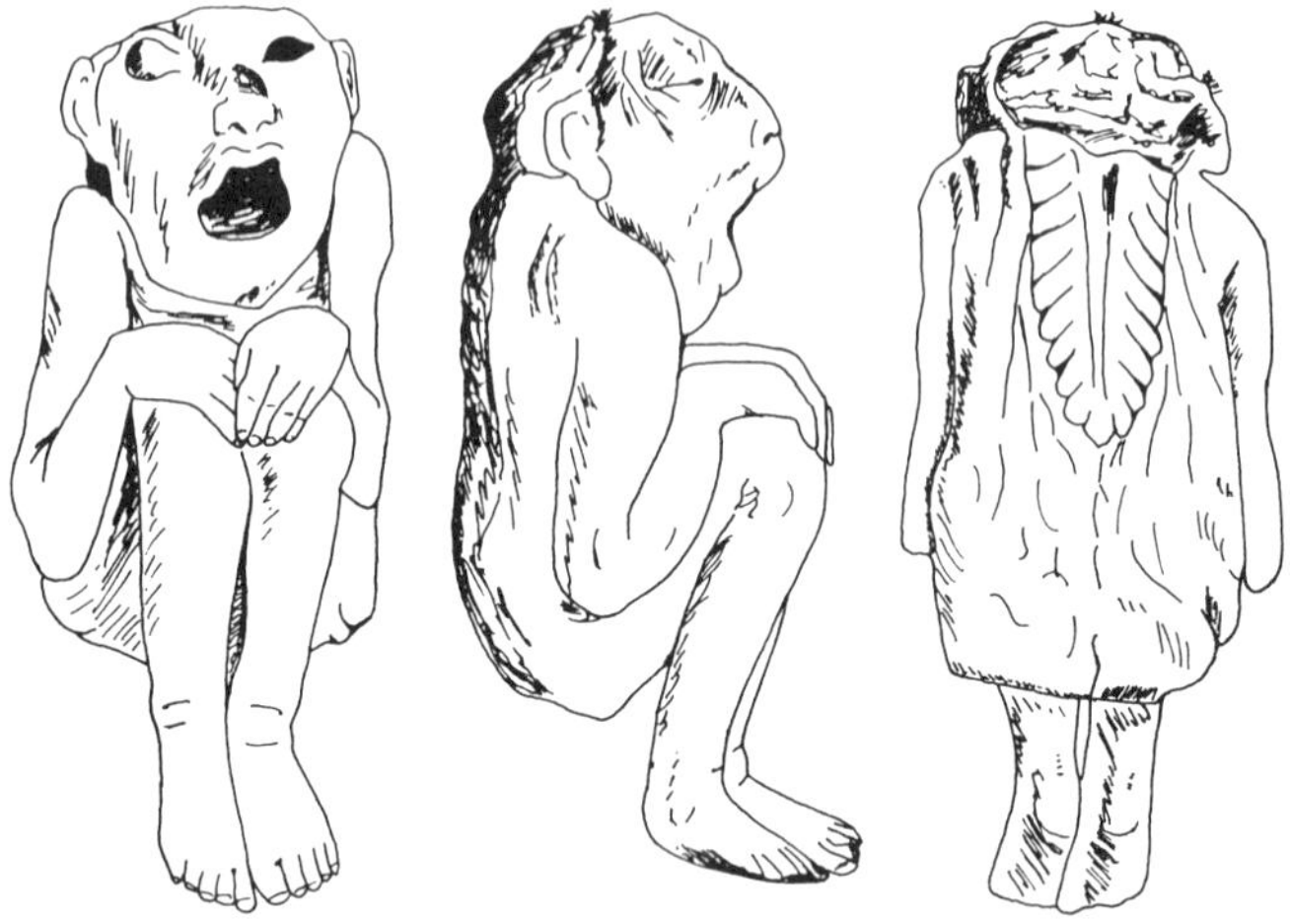

図17　エジプト・ヘルモポリス墓地から出土した無脳児のミイラ
(Mays, S.：1998)

に生ずるほど致命的となる。

ツタンカーメンの女児のX線をみると、それほど重大な脊椎披裂ではないようだが、同時代の別の胎児ミイラからは最も重症な例も発見されている。それは脊椎のみならず脳頭蓋が形成されず披裂《ひれつ》したままの「頭蓋裂」であり、したがって大脳も形成されず「無脳症」となっているのである。このような古代エジプトの無脳児（頭蓋裂）はもちろん致命的な先天異常であり、胎内死亡あるいは出生後数日以内に死亡したものである。この無脳児のミイラはヘルモポリスの墓地《カタコンベ》から見つかっている（図17）。実はこの墓地はサルのミイラを納める埋葬所であったことから、最初はそのミイラもサルのものと考えられていた。しかし詳しい調査により、現在では明らかにサルと異なる、その特徴的な外形から無脳症の幼児ミイラであることがわかっている。

◎先天性骨形成不全症のミイラ

ところで、古代エジプトのミイラからは、他にもさまざまな骨の先天異常が発見されているが、そのなかできわめて珍しい異常も知られている。それは一九七〇年にグレイ（Gray, P. H. K.）によって報告された、先天性骨形成不全症（Osteogenesis imperfecta）と呼ばれる病気である。これはナイル河のルクソールよりもかなり下流の東岸にあるベニ・ハッサンの墓地から発見された幼児の遺骨で、古代エジプト第一二王朝（およそ紀元前一〇〇〇年頃）のものと推定されている。現在は大英博物館エジプト考古学部に登録（登録番号四一六〇三）され、保管されている。この幼児骨は非常に軽くきゃしゃで、まるで「ビスケットのように」手に触れるだけでもパラパラと砕けるほどにもろい。頭蓋はやや大きめで、多くの骨化中心をもち、歯は歯根部の発達が不良で形もいびつになっている。

四肢骨は軽くもろいだけでなく、明らかに異常な変形を示し、例えば下肢の長骨はいずれも前方や側方に曲がってしまっている（図18）。これらの長骨はいずれも皮質部分が薄く、また海綿質部分も骨密度が薄く発達が悪い。さらに頭蓋はベレー帽のように変形している。これは頭蓋上部を頭蓋下部がしっかりと支えることができないために、上がつぶれたようになった特有の変形（タモ・シャンター変形）なのである。このような骨格全体の発育・発達不良や骨折によると推定される変形、そして異常な軽さともろさ、これらはすべて骨形成不全症の特徴的な症状なのである。

骨形成不全症は先天的に骨が脆弱で、わずかの外力でも容易に骨折を起こす疾患で、今紹介したように、古代エジプト時代にまでさかのぼることのできる、古い歴史をもつ骨の病気の一つである。この先天的骨疾患を医学的に最初に記載したのはロブシュタイン（Lobstein, 1777–1835）で、彼は、一八三三年にパリで出版された医学雑誌に次のように記述している。

「骨が軽くてもろい屍体に会うのは稀ではない。こうした骨では端を指で押すと容易に指が中にめり込む。骨幹部はもう少し抵抗力はあるが、曲げて

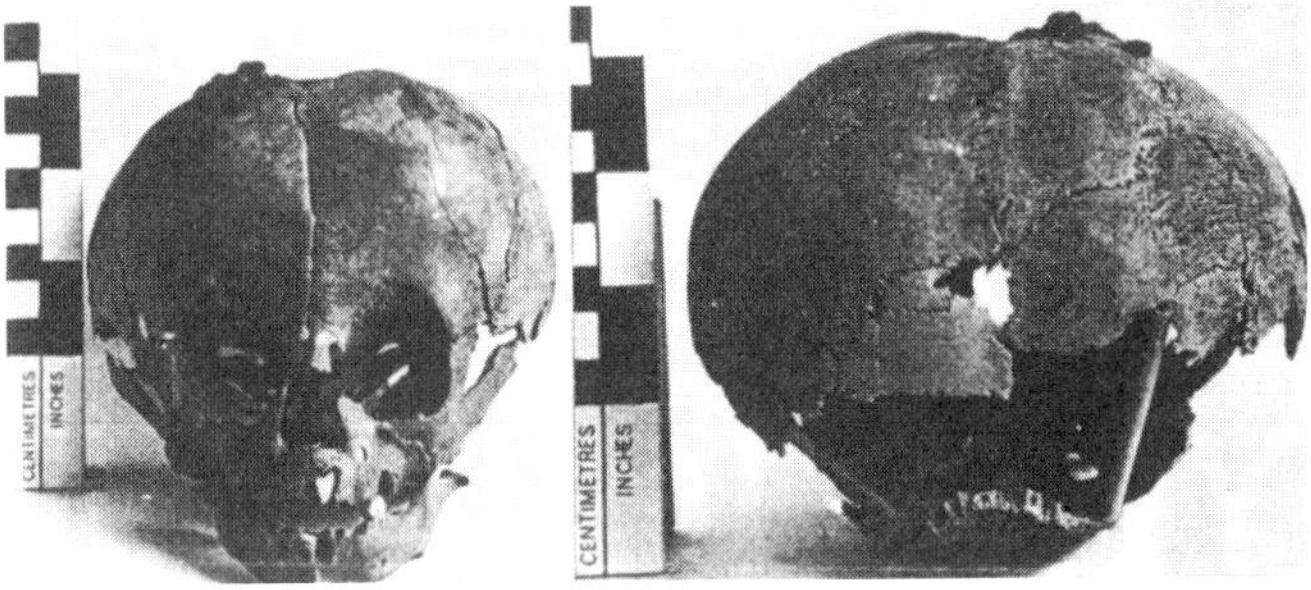

a．頭蓋（タモ・シャンター変形）

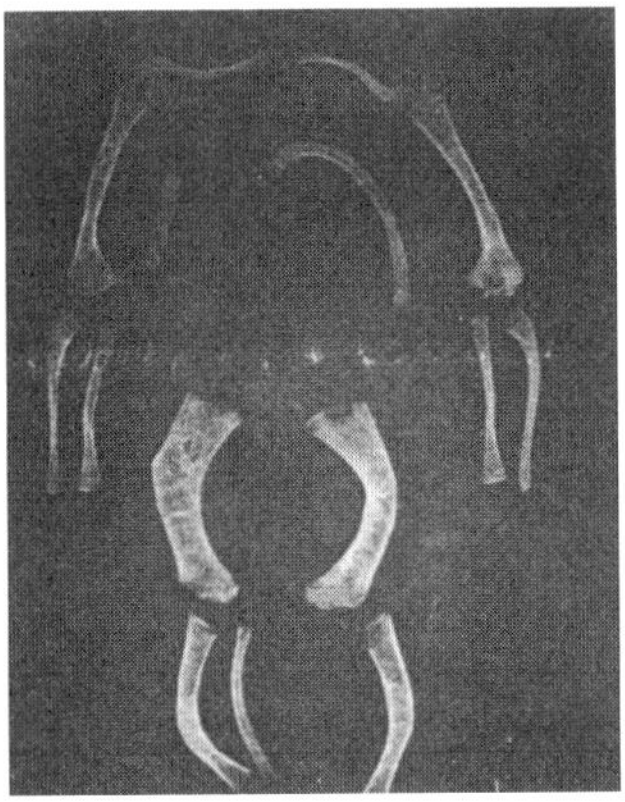

b．四肢骨

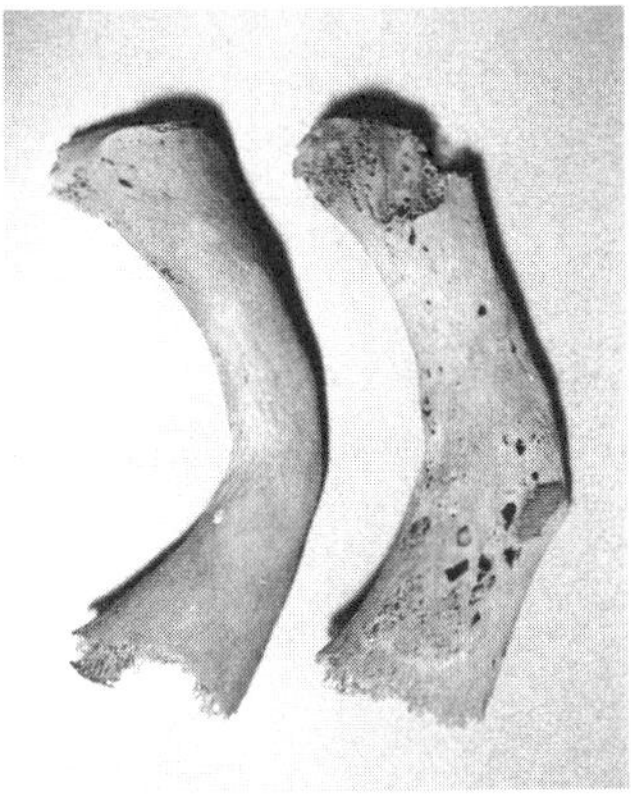

c．大腿骨の著しい変形と
ビスケット様のもろい形態

図18　ベニ・ハッサン出土の骨形成不全症の小児人骨
(Gray, P. H. K.：1969およびFiler, J.：1995より)

みるとガラスのように壊れる。この骨の脆弱性は一生の間に特徴的な二つの山があり、少年期と老年期に現われる。わずかな力で骨折が起こるようになり、同一家庭の三人の子供に五年間で八回の骨折を起こした例がある。また二年半の間に二三回の骨折を起こした婦人もいるが、年をとっているという他に原因はわからなかった」(林浩一郎、一九八二)。

骨形成不全症はさまざまな分類があるが、基本的には重症度によって次の二型に分けられる。

(1) 早発生骨形成不全症
(2) 遅発生骨形成不全症

早発性のものは胎生期に発症し、ほとんどの例が胎内ですでに多発性の骨折を示し、死産あるいは生後まもなく死亡してしまうものである。先に述べた古代エジプト、ベニ・ハッサンに眠っていた小児はこうした早発性骨形成不全症であったのだろう。

一方、遅発性骨形成不全症は比較的軽症で、幼児、学童、思春期に至って発見される。ロブシュタインの記述にもあるように、小児から成人期にかけて頻繁に骨折が認められるものである。

いずれにしてもこの骨形成不全症は、骨はやせて細く、自分の体重すらも支持することができず、頻繁に骨折してしまう遺伝性の濃厚な骨の病気ということは知られていたのであるが、最近の骨の構造の詳細な解明とそれらを規定している遺伝子の解明によって、その正体が明らかとなってきた。

骨は、コラーゲンを中心とする基質にカルシウムなどの無機質が配列したいわゆる構造タンパク質である。特にコラーゲンは骨の有機成分の90%以上を占める主要なタンパク質であるが、数多くのマトリックス分子がより合わさって複雑なラセン状の集合体（ヘリックス構造）を形成してはじめて生体内でその役割を果たしている。

骨基質の主体をなすコラーゲンはI型コラーゲンと呼ばれるものがその大部分を占めているが（II型コラーゲンは主として軟骨組織に存在している）、このI型コラーゲンは三本のアミノ酸鎖からなり、これら三重鎖がラセン状となる特有の構造をもっている。

当然、このようなI型コラーゲンに対して、三本のアミノ酸配列を決定《コード》する遺伝子が存在し、それらが正常に機能してこそ、強靭で適切な量のコラーゲンが産生され、しっかりした骨の基礎部分を形成することになる。実は古代エジプトの小児のミイラで紹介した骨形成不全症というのはこのI型コラーゲンをコードする遺伝子（コラーゲン遺伝子）の変異によることが明らかになっている。

早発性骨形成不全症は先に述べたように重篤で、周産期致死型（出生前後に死亡するタイプ）であるが、多くはコラーゲン遺伝子の点突然変異によって生じる。そのほとんどが三重鎖ラセン領域のグリシン残基の置換によるものである。すなわち正常ならグリシンというアミノ酸が存在すべきところに、セリンやシステンあるいはアルギニンといったほかのアミノ酸が置き換わってしまったために生ずるのである。

具体的な例でいうと、一つのアミノ酸鎖が作られる場合、その配列のうち七〇〇番目が（本当はグリシンなのだが）別のアミノ酸に置換されると、その個体ではたったこれだけのミスで、合成されるコラーゲン量が著しく減少し、さらに加えて、カルシウム沈着による石灰化もまた異常に少なくなるという影響を受けることが観察されている。

　またコラーゲン遺伝子がタンパク合成を指令する際、重要な領域を飛ばしてしまうこともあり、このような例では、胎児は胎内骨折を多数受けながら結局胎内死亡してしまうという、致死的な遺伝子異常になる例も知られている。

　また遅発性骨形成不全症は、比較的軽度ではあるが、これもまたコラーゲン遺伝子に生ずる対立遺伝子の機能不全によるものである。これらコラーゲン遺伝子の小さな変異によってそれぞれのアミノ酸鎖の前駆体の合成が減少したりして、全体のコラーゲン合成量が減少するために、骨の基盤となる基質が不足して、骨は全体として脆弱化し折れやすくなる、いわゆる易骨折性を示すことになるのである。

　いずれにしても、古人骨では、早発性にせよ遅発性にせよ骨形成不全症を示す資料はきわめて稀であり、世界的にみても数例が知られているにすぎない。わが国の縄文時代の人骨資料からみても、そもそも子供の人骨は、それ自体が成人に比べてきゃしゃであるためにきわめて残りが悪い。

それに加えて、骨形成不全症の骨はさらにもろいわけで、土中に埋葬された場合などはとても数百年、数千年を経て残ることは無理であろう。ここで紹介した古代エジプトの小児や胎児のミイラでは、内臓は取り去ったとしても生体時の骨格がほぼ自然のままで残っているうえに、何重にも防腐処理がほどこされ、さらに人型棺などで保護されていたため死後の骨破壊を免れていることなど、いくつもの幸運な条件が満たされた結果によるものなのである。

◎先天的軟骨形成不全症

古代エジプト人に関する先天的な骨格系の病気のなかでもう一つ大変有名なのが軟骨の形成不全あるいは形成異常（異形成）に関するものである。このような軟骨形成異常を示す工芸品としての人物像は古代エジプトから多数出土しており、特に有名なのは第六王朝時代の重要な廷臣セネブとその家族

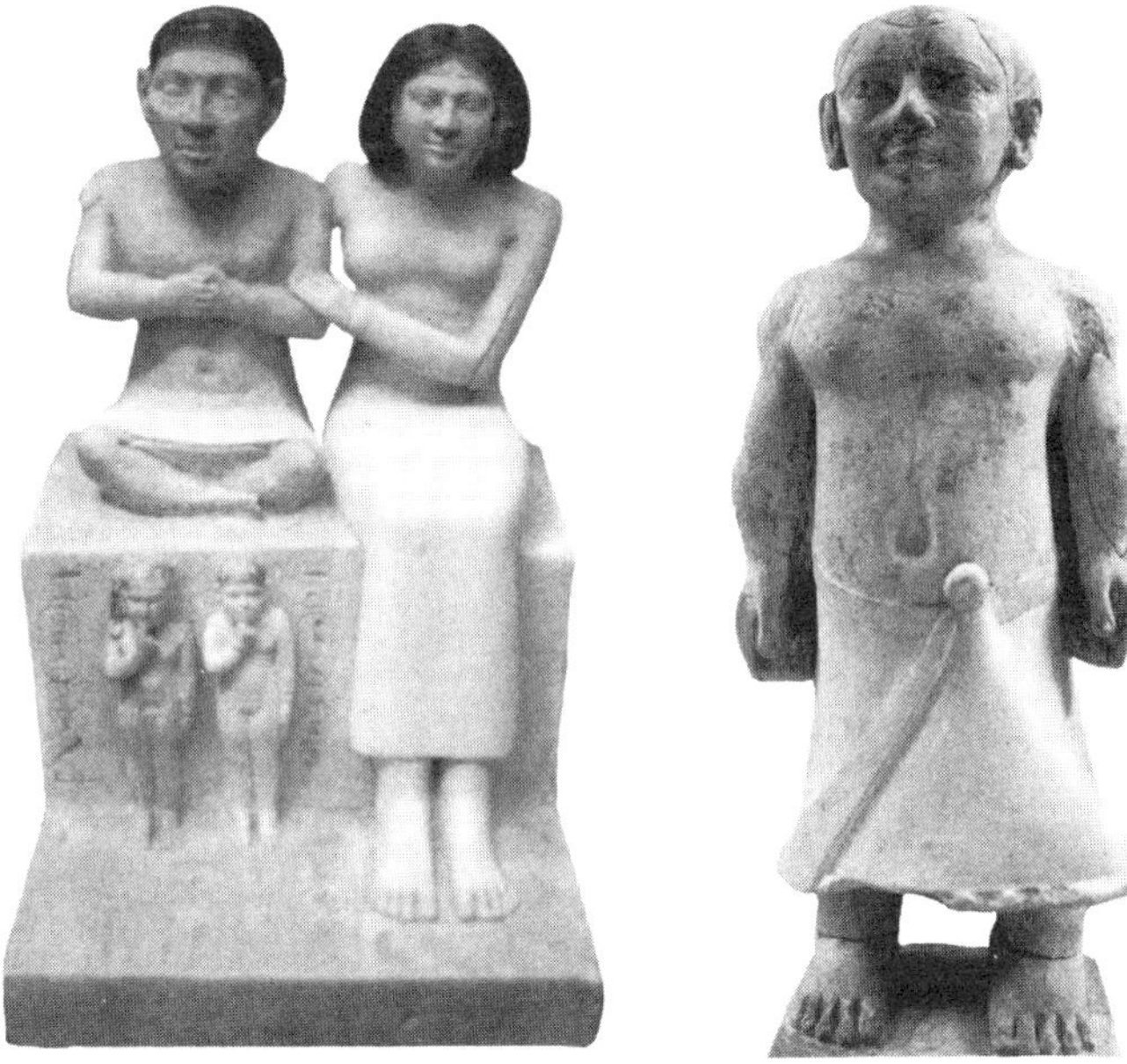

a．セネブとその家族　　b．廷臣クヌムホテプ立像

図19　軟骨形成異常を示すエジプト王朝の工芸品
(Filer, J.：1995)

の像（図19a）や、やはり王国の廷臣であったクヌムホテプの小像（図19b）などである。これらの立像からは、彼らが明らかに小人症であり、その原因が軟骨形成異常であったことが知られている。

骨の発生と成長には二つの様式が存在する。一つは、原始的脊椎動物（甲冑魚）の頭部にあった外骨格に由来する膜性骨（あるいは結合組織骨）と、もう一つは、軟骨原基から発生してくる置換骨（あるいは軟骨性骨）の二つである（Ⅴ-〈4〉参照）。

軟骨性の骨化を示すのは、頭部の一部の骨や四肢の長骨をはじめ、ほとんどの骨格がそうである。しかし、このような軟骨性骨化が障害されると、その障害程度に応じて、軟骨性骨成長をもつ四肢の長骨などで特徴的な異常形態が出現する。これが、古代エジプト人像にみられた小人症であり、特有の体のプロポーションを示す、先天的な骨格系の病気なのである。

軟骨性骨化の異常の程度はさまざまである。最も重いものは軟骨がまったく形成されない病気、すなわち、軟骨無形成症であり、少しは形成されるものの不充分な場合や、そのほかにもヤンセン型骨幹端軟骨異形成症などが知られている。

このような軟骨無形成症あるいは異形成症では、骨幹端部の軟骨による骨成長が障害されるわけで、そのため四肢の長骨は長軸方向に成長することができず、四肢は極端に短くなる。しかし、横径の成熟（骨膜による骨化）は正常であることから、手足の太さはほぼ正常である。したがって、手足は全体として短く太い、ずんぐりとした形をとり、晒した骨では短い骨幹の両端にマッシュルームをくっつけたような特徴的な形態をとる（図20）。頭蓋も

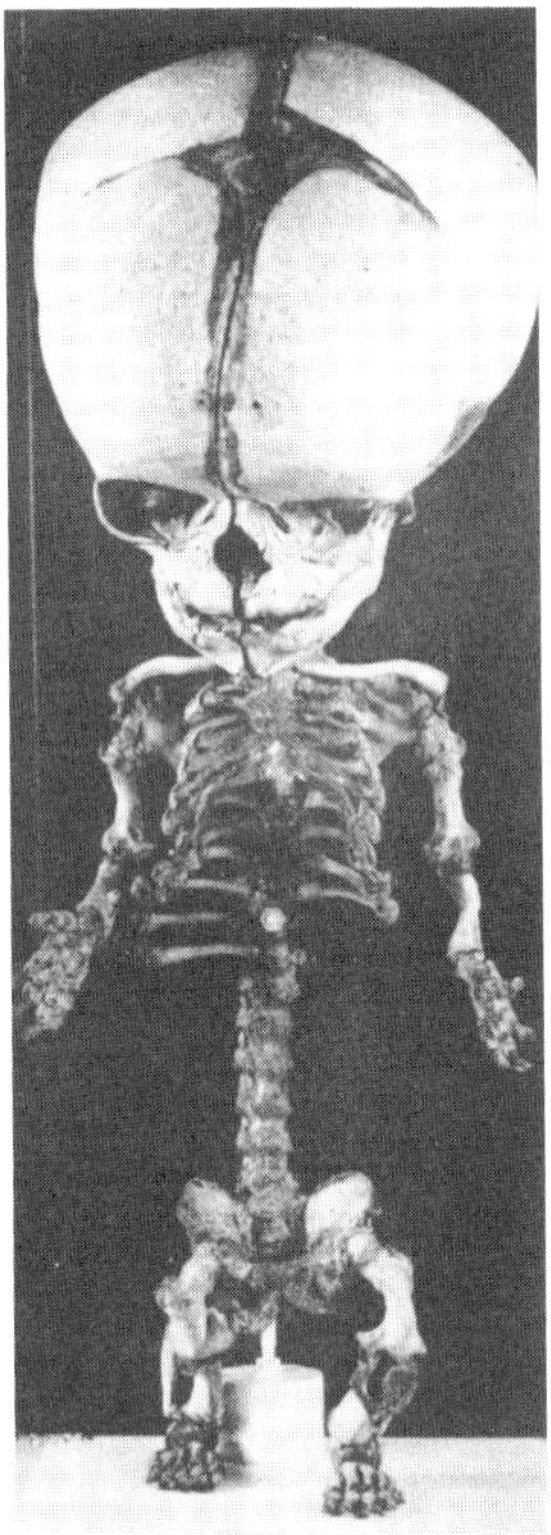

図20　軟骨異形成症の骨格
(Brothwell, D. & A. T. Sandison：1967)

頭蓋底や顔面の一部を除く部分、すなわち膜性骨化をする部分は正常に発達する。したがって頭は正常に（相対的に）大きくなるが、軟骨性骨化をする鼻根部は陥凹《かんおう》し（鞍鼻）、下顎は相対的に前方突出となり、また頭蓋底では大後頭孔が狭少化するなど発達が悪く、頭蓋底全体はすぼまった形となる。

軟骨無形成症はほぼ一万人に一人の割合で発生し、以前から遺伝的な要因が想定されていた。特にこの病気の発生は父親の年齢と正の相関を示すことから、加齢にともなって精子形成時に遺伝子異常が発生することなどが推測されている。

最近の研究から、体細胞の四番染色体の短腕に異常が存在することが明らかになってきた。実はこの四番染色体短腕にはサイトカインの一種である線維芽細胞増殖因子（ＦＧＦ）の受容体《レセプター》でＦＧＦＲ３と命名された遺伝子が存在し、このＦＧＦＲ３の突然変異こそが軟骨無形成症の原因であることが判明したのである。

ＦＧＦ自体は一九七四年に脳下垂体から発見されたもので（ＦＧＦ１、２）、その後ガン遺伝子産物としてＦＧＦ３、４、５、６などが多数発見され、いわゆるＦＧＦ巨大ファミリーを構成していることが明らかとなった。現在ではこのＦＧＦは全身の組織に一九種類が存在し、四種類の受容体（ＦＧＦＲ１〜４）のあることが知られている。ＦＧＦは、骨格系も含め四肢形成の際の重要な役割を果しているが、ＦＧＦＲ３の特定の位置に変異が生ずると、骨形成に対しては促進的に、そして軟骨形成に対しては抑制的に働くことが明らかとなってきた。すなわちＦＧＦＲ３に変異が生ずると、その受容体に構造的な変化が生じ、その結果、軟骨細胞の分化に必要不可欠と考えられているスクレラキシスと呼ばれる物質（ＨＬＨ型転写因子）が著しく抑制を受け、最終的に軟骨の形成障害が出現すると考えられているのである。

ともあれ、先天的軟骨無形成症もまた突き詰めてゆくとたった一個のアミノ酸配列に生じた間違い《エラー》がその原因となっているのだが、そのエラーが特有のプロポーションや顔貌など全身的な形態変容を引き起こしてしまう。しかし、軟骨の形成に障害がある以外には何らの異常もない。古代エジプト王朝の重臣セネブを引き合いに出すまでもなく、実社会においてアクティブに、そして重要なポジションをつとめあげた人々も少なくないのである。セネブとその家族の像からは、品格と威厳さを保った、妻と仲むつまじい、そして子供らに囲まれたほのぼのとした様子が鮮やかに伝わってくる。

〈2〉中世イタリア美人の胸の内

彼女の名前はサンタ・ローザ。彼女はイタリア中央部の小さな町ヴィテルボに一二三三年に生まれた。美しい女性《ひと》であったが一九歳で肺結核で死亡し、その亡骸《なきがら》は町の教会に葬られた。すなわち一二五二年のことである。いつしか時は流れ、今彼女は生前の姿をほぼ完璧に残す自然のミイラ（図21a）となって発見されたのである。一九二一年にその亡骸から心臓を取り出すことを目的として、ちょうど乳首を囲むように左胸に八×五センチの四角い形にメスが入れられた。

最近になり、イタリア国立考古学博物館の新進気鋭の古病理学者ルイジ・カパッソ（Luigi Capasso）博士が、彼女の死因であるとされた結核を確認すべく、一九二一年の皮切部分から肺胸膜（かつて肋膜《ろくまく》と呼ばれた肺を包む薄い膜）を取り出し、それを処理して結核菌のDNA抽出を試みた。その結果、残念ながら結核菌DNAの証拠は見つからず、またX線検査でも結核に特有の石灰化像なども確認されなかった。さらに慎重な病理学的検査が行われた。彼女の永久歯の調査から、彼女は確かに一八～二〇歳で亡くなったこと

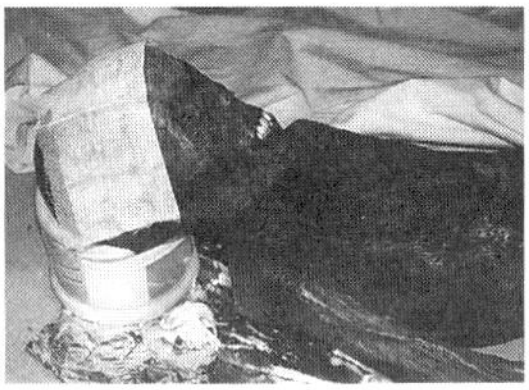
a. 生前の姿を完璧に残している

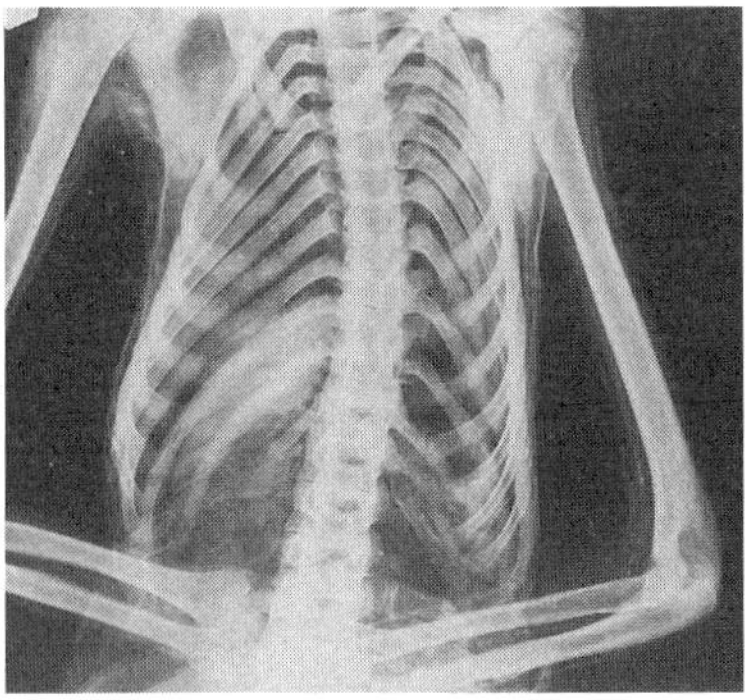
b. 胸部X線写真

図21　サンタ・ローザのミイラ（Luigi Capasso博士提供）

が確認された。そして小児期や成長期のストレスによって生ずる歯のエナメル質減形成と呼ばれる異常もなく、また慢性の感染症を示す証拠もないことなどから、おそらく子供の時には比較的健康に育ったことが窺われた。

しかしである。彼女の胸のレントゲン（X線）写真（図21b）は、とてつもなく稀な骨の異常を写し出していた。肺や心臓などの軟部組織や器官はまったく正常であるのに、胸の真中にあるべき「胸骨」がないのである！　胸骨以外の脊椎や肋骨あるいは肩甲骨などは、すべて解剖学的に正しく位置している。肋骨の前端部分は、正常であれば直接あるいは軟骨（肋軟骨）を介して胸骨に連結しているはずなのだが、胸骨が存在しないために、宙ぶらりんの状態となっており、何となく締まりがない状態である。そのつもりでもう一度彼女の亡骸、特に胸の部分をみると、胸骨に相当する部分がやけに深く凹《くぼ》んでいるのである。（これは筆者のたくましい想像であるが、西洋の女性は一般にボインであるから、最初は胸の谷間も深いのが当たり前と思っていたのかも知れない……。）

カパッソ博士は（当然）一九二一年の心臓摘出の際に胸骨も取り出してしまったのではないかと疑った。しかし、残された肋骨の配列やその先端部の軟部組織には乱れやキズなどはまったくなく、またわずか八×五センチの左胸の皮切部分から胸の真中にある長さ一二〜一五センチもある胸骨を、周囲を傷付けることなく取り出すことは不可能であると判断した。さらに博士は肋骨の先端部分、すなわち本来胸骨が存在するはずの部分がどうなっているかを調べるために、内視鏡によって検査を進めた。その結果、肋骨先端部分で本来、胸骨の部分を占めているのは線維組織の塊であったのである。

ではこの美しいサンタ・ローザの胸骨はどうなっていたのか？　答えは唯一つである。先天的に胸骨が欠損していたのだ。このような先天性の胸骨欠損はきわめて稀な先天異常である。万が一運良く生まれたとしても普通は生後数日以内で死亡する。カパッソ博士も記録しているように、この稀な異常は無脳症などのほかの致命的先天異常にともなって出現することが多い。いずれにしても胸骨だけを欠損して生きた例は古今東西知られていない。

ヴィテルボの古い教会に眠っていた中世のイタリア美女サンタ・ローザは、先天性の胸骨欠損症というきわめて稀な異常をもちながら、胎内死亡や新生児期死亡することなく（もちろん、無脳症もなく）、元気に育ち、二〇歳頃まで生きたことが明らかとなっている。正確な死因は不明のままである。しかし、いずれにしても、先天的に胸骨が欠損しながらも成人に達するまで無事に生き延びたということでは、大変貴重な症例で、おそらく人類第一号といっても過言ではない。

〈3〉ロートレックと破骨細胞

ちょうど一〇〇年前のモンマルトル。サクレクール寺院を丘の上にいただき、ムーラン・ルージュに象徴されるこの歓楽街には、ヨーロッパの世紀末にありがちな庶民の不如意と倦怠が匂い立ち、雑踏のなかの刹那主義と孤独とが混ざりあっていた。そんな時代に、その芸術家は生きていた。

ロートレック（Henri de Toulouse-Lautrec, 1864-1901）（図22）。「歴代続く名門貴族の一人息子、人並みはずれた不具に近い小男、モンマルトルの盛り場の常連、娼婦の館への沈湎、梅毒罹患、アルコール中毒、三六歳での早逝、世紀末芸術家の一人、ポスターという実用美術の先駆者、そして死後にしか訪れない名声」（宗左近、一九七五）。

ロートレックは中世フランス王家の血筋をひく由緒ある貴族として生まれたのだが、こうした家系にありがちな繰り返された血族結婚——実際彼の両親もいとこ同士である——という関係が背景となったのか、生来虚弱な体質であったという。一四歳の時に南フランス・アルビにあった一家の居城の客間で転び、左足を骨折。さらに翌年母と散歩の途中で転倒、溝に落ち、今度は右の大腿骨を骨折してしまう。この二度の骨折はなかなか完治せず、以後両足の成長は止まり、侏儒そして歩行困難という肉体的に苛酷な条件を負わされることになるのである。

彼の芸術的天分や、その生き方は専門の著作に譲るとして、彼の肉体的障害の原因となった骨の弱さあるいは易骨折性については、これまで血族結婚などを背景とした生来的体質と考えられてきた。最近になって、このロートレックの骨格異常はピクノディスオストーシス（Pycnodysostosis 濃化異骨症）ではないかと考えられるようになってきている。このピクノディスオストーシスは低身長や指趾末節の形成不全、頭蓋の変形や頭蓋の縫合閉鎖の遅延、そして特に四肢長骨では点状の骨硬化像と病的骨折という特徴をもつ非常に稀な常染色体劣性遺伝と考えられている疾患である。骨格系を主要な舞台とするこの稀な疾患の正体は実は、破骨細胞の機能不全にある。

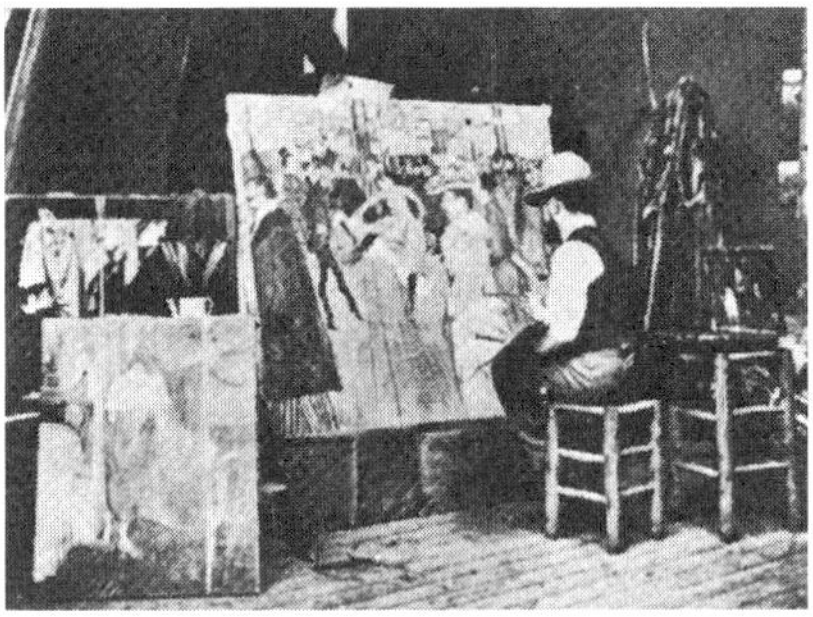

図22　ロートレック

破骨細胞は、形態学的には複数の核（平均一〇〜二〇個）をもつ、ミトコンドリアに富んだ巨細胞である。破骨細胞は文字通り骨表面に接着し、これを溶解し、骨を破壊する機能をもっている。骨に接着する部分は透明帯《クリア・ゾーン》といわれ、接着面には波状縁または刷子縁《ラッフル・ボーダー》と呼ばれる多数の突起が形成される。破骨細胞が骨に接着すると、透明帯によってまず閉鎖的な腔隙ができ、そこに分泌された水素イオンによって、この腔内を酸性環境にして、骨のカルシウムなどの無機質を溶解し、次いで露出してきたコラーゲンなどの基質を構成するタンパク質成分などをさらに分解してゆくのである（V-〈2〉参照）。

このようにして破骨細胞は骨を溶解し、次の新しいステップ――骨芽細胞による骨の形成――へと引き継いでゆく。すなわち骨のリモデリングが行われてゆくのである。ところで、今述べた破骨細胞の機能のなかでロートレックの骨の病気と深く関連する骨の無機質の溶解と、その基質を構成するコラーゲンの分解の様子をもう少し詳しくみることにしよう。

破骨細胞によって形成された閉鎖腔のなかでは、破骨細胞から分泌された水素イオンの強力な酸性環境下で骨の無機質成分、すなわちリン酸カルシウムが溶け出してゆく。これと同時に残されたコラーゲンを主体とする有機質を分解するために、さまざまなタンパク質分解酵素（プロテアーゼ）が分泌されてくる。これらのなかにはカテプシンB、C、D、L、およびKなどが含まれ、これらがコラーゲンをあちこちで切断し、分解してゆく。これはあたかも、鉄筋コンクリートのビルを分解するのにまずコンクリートを破砕して、鉄筋だけを取り残し、次いで特殊なハサミで鉄筋を切り刻んでゆくのと同じ工程と考えればよい。

このなかで特にカテプシンKは三〜九個のアミノ酸からなる分子であるが、破骨細胞に豊富に存在し、強力なタンパク分解能をもっていて、一連の骨破壊（骨吸収）ではその主役をつとめている。実はロートレックを苦しめた骨格系の異常、すなわちピクノディスオストーシスはこのカテプシンKの産成、分泌、活動能が異常に低下した状態になっているのである。この病気は遺伝子の疾患で、（ヒトの）23対ある染色体のうち第一番目の染色体に異常が生じており、本来DNAの文字配列がGGT（グリシンを指定）となるべき部分がCGT（アルギニンを指定）となっており、GがCに置換したことが原因である。そのために、その後の一連のタンパク合成などがうまくゆかず、その重大な欠陥が、破骨細胞内でのカテプシン産生の不良に現われたものなのである。

最近では進歩したバイオテクノロジーによって、カテプシンKをノックアウト（KO）したマウスを作り出すことが可能となっているが、そのようなマウスでは当然のことながら破骨細胞の活性が弱く、また形態的にも骨の異常を示す割合が多い。結果的に出来上がった骨は弱く、濃淡が入り交じり、易骨折性を示すピクノディスオストーシスとよく似た異常な骨となることが知られている。

私自身つい最近までロートレックについて知っていることといえば、ムーラン・ルージュの踊り子達を主題とした、ちょっと陰のあるポスターを描いた芸術家であることぐらいでしかなかった。その彼を苦しめたのが、稀な骨疾患ピクノディスオストーシスであったらしいということを知って、あらためて彼の作品を見てみると、踊り子達を描いた作品には、大胆に足を跳ね上げたポーズの中に激しくダイナミックな踊りを見事に描いたものが少なくない。おそらく、骨と肉の不自由な世界に身を置くロートレックは、踊り子達の自由に激しく踊る骨と肉に対し、その動きの一瞬一瞬を最も敏感に捉えることのできる研ぎ澄まされた感性の持ち主であったのだろう。

〈4〉ルノワールと慢性関節リウマチ

ルノワールの名はフランス絵画を代表する画家としてあまりに有名である。彼の最晩年の作品に「浴女たち」(Les Baigneuses) があり、これはまさに死ぬ直前の大作である。肉体感のある裸婦がルノワールの特徴ある豊かでやわらかな色彩によって描かれた有名な作品で、多くの人々をいまだに魅了している。しかし、この繊細なタッチをもつ作品が、すでに完全な手指の自由を失ったルノワールによって描かれたことを知る人は少ない。

ルノワール (Pierre Auguste Renoir, 1841-1919) は一八四一年、フランスの陶器で有名なリモージュに貧しい仕立屋の子供として生まれている。三〇歳代から印象派の画家として名声を高めてゆくのだが、五七歳の冬に初めて手指のこわばりや関節の腫れなど、慢性関節リウマチの特徴が出現している。その後症状は悪化の一途をたどり、七〇歳頃には両手は完全に変形し、両足もまたほとんど歩行不能になったのである。写真 (図23) は一九一八年、息子ジャンの妻であり、モデルでもあったカトリーヌ・エスリンに付き添われて、アトリエで車椅子に座っているルノワールである。両手の指は完全に折れ曲がったように変形・萎縮しているのがよくわかる。彼の後ろには制作途中の裸婦像がカンバスに描かれているが、これは写真に見えるように、変形した両手にかけられた十字状の包帯に絵筆を差し込むようにして描き続けたものである。

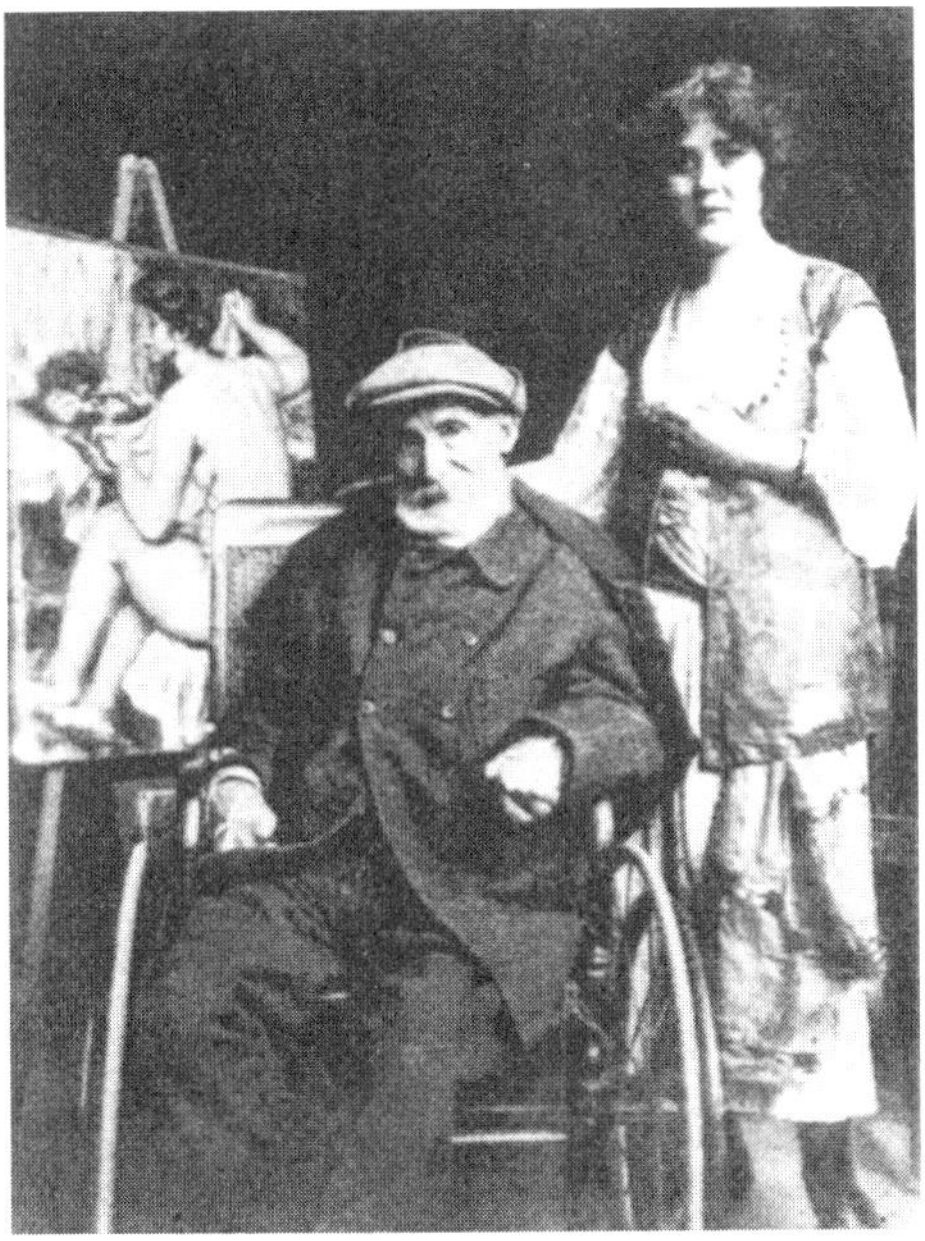

図23　ルノワール（両手のリウマチ変形に注意）

長年にわたりルノワールに激しい痛みと、画家の生命ともいえる手指の機能障害をもたらした慢性関節リウマチ（Rheumatoid Arthritis：RA）は、四肢の末梢関節、特に手指の関節が、ルノワールにみられるように同時に左右対称的に侵される疾患である。わが国の有病率は欧米に比べて低く、男性0・1％、女性0・8％ほどと報告され、全国では六〇万人以上の罹患者がいると推定

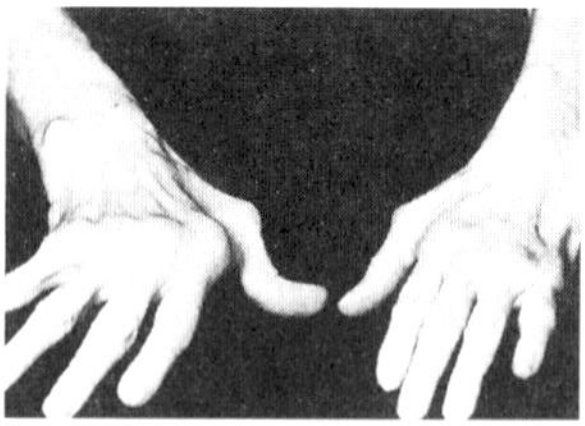

この患者の右手には，尺側偏位および中手指節関節の亜脱臼が起こってきている。

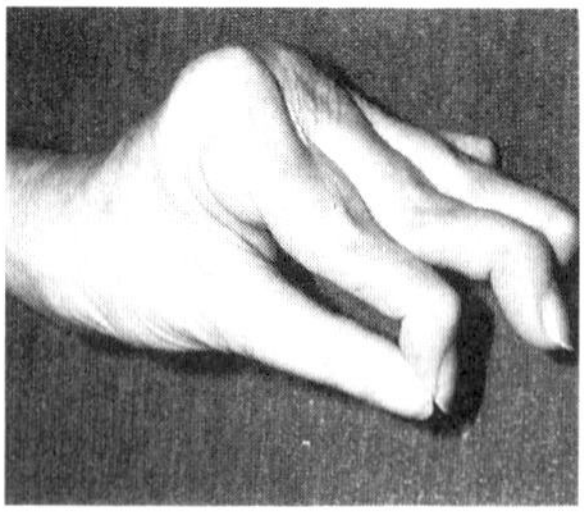

この慢性関節リウマチ患者の第2指，第3指には「スワン・ネック」変形がある。

図24　慢性関節リウマチ患者の手指の変形
(Rodnan, G. P. & Schumacher, H. R.：1983)

されている。どの年齢層でも発症するが、特に二〇～四〇歳代の女性によく起こる疾患である。

臨床的な症状は倦怠感や体重減少、貧血、微熱などの全身症状のほかに、慢性関節リウマチの患者は手をみればすぐわかるといわれているような独特の多発性の手や足の指の関節変形が生じる。病勢の進行した定型例では手指は尺側（小指側）に偏り、また手指の基節骨は掌側に亜脱臼するため特有の変形を呈する。全体として「スワン・ネック」変形と呼ばれる変形が生ずる（図24）。

ＲＡの正体は関節の側壁を構成する滑膜と呼ばれる内側の膜が何らかの原因で炎症およびそれにともなう増殖を起こすことである。リウマチに陥った滑膜細胞はそれ自体が異常な腫瘍性の増殖を示し、ガンにも似た新たに生じた血管をともなう組織が増殖する。実際、一部の滑膜組織にはガン細胞に特徴的な細胞の重層化現象や、細胞そのものが形質の転換を起こしたような変化がみられる。ＲＡと骨軟部腫瘍との類似性を研究する学者も少なくない。しかし、なぜこのような腫瘍にも似た滑膜細胞の異常増殖、パンヌスと呼ばれる特有の炎症性肉芽組織が肥大し、ついには骨破壊をもたらすのかという正確な発症機構《メカニズム》はこれまでよくわかってはいなかった。

ＲＡでは、どのようにして関節の破壊が起こるのだろうか？　最近その詳しいメカニズムが少しずつ明らかになってきた。この病気は自己免疫などの免疫応答異常が原因の一つと考えられている。すなわち何らかの未知な抗原が滑膜あるいは軟骨に対して抗原抗体反応を引き起こすことが病変の第一歩と考えられている。そしてこの病気には、身体の基本構造を決定するホメオボックス遺伝子（Ⅴ-〈1〉で詳述）が関与している可能性も報告されている。

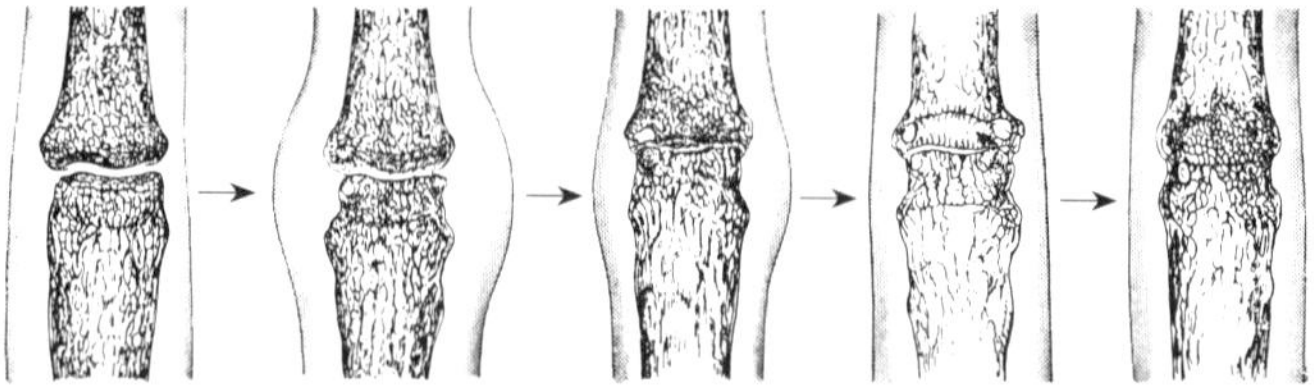

図25　慢性関節リウマチでの指関節の骨破壊の進行
（児玉：1968）

このようにしていったん惹起されると炎症反応に関連する多くの細胞が、さまざまな生理活性物質《サイトカイン》や化学反応物質《ケミカル・メディエイター》を産生し、これらがより一層の骨破壊を進行させる。すなわち、滑膜細胞の活性化と異常増殖、破骨細胞の活性化、骨芽細胞の抑制などを通じて、RA特有の関節破壊が進行するのである（図25）。

関節での軟骨や骨の破壊では破骨細胞による骨吸収の亢進がその本質である。RAにおいても破骨細胞による骨吸収は異常に亢進し、その初期には関節周囲は骨粗鬆症となるのであるが、実はこの破骨細胞がどこから出現してくるのかさえ、よくわかっていなかった。

筆者の所属する東京都老人総合研究所は、現在隣接する東京都老人医療センターと共同で「骨と破壊と老化」という特別なプロジェクトを組んでおり、骨粗鬆症やRAあるいは糖尿病など骨の破骨、すなわち骨吸収亢進のメカニズムの総合的な研究とその対策が進行中である。

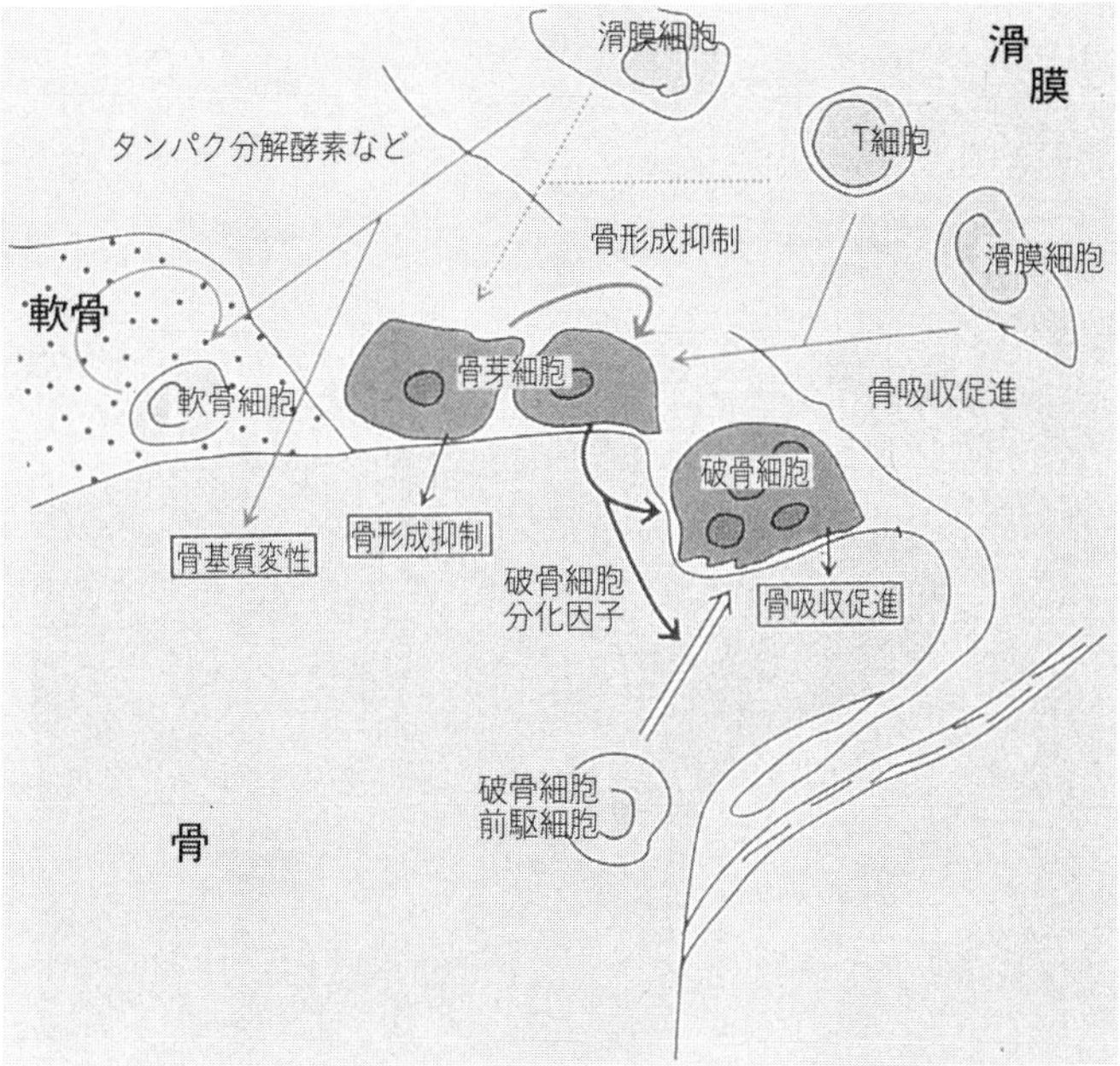

図26　RAにおける骨粗鬆化のメカニズム
（骨と滑膜の間で骨破壊が進行する）

そのなかで、研究所の栄養学部門室長の腰原康子博士は、ヒト破骨細胞の培養という大変困難な技術に長年取り組み、それを確立した方であるが、このRAにおける破骨細胞が通常のように骨髄から直接由来するのではなく、実はリウマチに陥った滑膜細胞自体が（正常ではありえないことなのだが）破骨細胞を活性化させていることを見出したのである（図26）。RAの滑膜線維芽細胞には、血液中の単核細胞を破骨細胞に分化させる能力のあることを、このプロジェクト研究のなかで突き止めたのである。現在ではこのようなRAにおける骨破壊のメカニズムを明らかにしたうえで、有効な遺伝子を導入することによって、これらの特殊な破骨細胞の活性を抑え、骨破壊の進行を抑制する遺伝子治療への応用の試みが検討されている。近い将来、ルノワールを悩ませたようなRAによる全身の関節破壊をくい止める、有効な治療が確立されることも決して夢ではないのである。

III

「骨の進化」についての報告書

世界中で日本人ほど魚介類の大好きな民族はいないだろう。その消費量は群を抜いている。一九九六年の水産統計によれば、日本は年間一人当たりの食用水産物供給量ではアイスランドに続いて第二位であり、動物性タンパク質に換算して一人一日当たり一九・一グラムを魚介類から摂取している。これは全動物性タンパク質摂取量（一日四八グラム）の約40%を占める。この伝統的魚介類摂取こそが、日本人の健康長寿の一因となっているわけだが、それはさておき、この魚介類、本書のテーマである「骨」からみるとその構造に根本的に大きな差が存在している。そのあたりについて生物進化の視点から紹介してゆこう。

〈1〉動物は内骨格と外骨格で分けられる

確かに我々は魚介類の好きな民族であるようだ。我々の朝食や夕餉にはアジやシャケの焼き魚がおかずの定番だし、ちょっとのれんを分けてお寿司屋さんに入ると（寿司がクルクル廻っていようが、板前さんがズラーッと並んでいようが）、それこそありとあらゆる色鮮やかでおいしい魚や貝が、刺身や寿司ネタになって私達の味覚を満たしてくれる。

ところで、これほどなじみのあるこの魚介類、すなわち魚と介（貝）には、「骨」という視点からみて、どのような違いがあるのかお気付きだろうか？

多くの方々は魚には背骨などの骨があるが、貝には骨はなく、グニャグニャした軟らかい組織の動物と思っているのではないだろうか？　実は両者とも、立派な「骨格」をもっているのである。不思議に思う方もいるかも知れない。確かに魚類には背骨や腹の部分の小骨など、多くの骨があることは容易にわかるのだが、では貝の「骨」とはどこか……？　正解は貝殻である。すなわち、魚類などでは（私達哺乳類ももちろん）カルシウムを主体とする

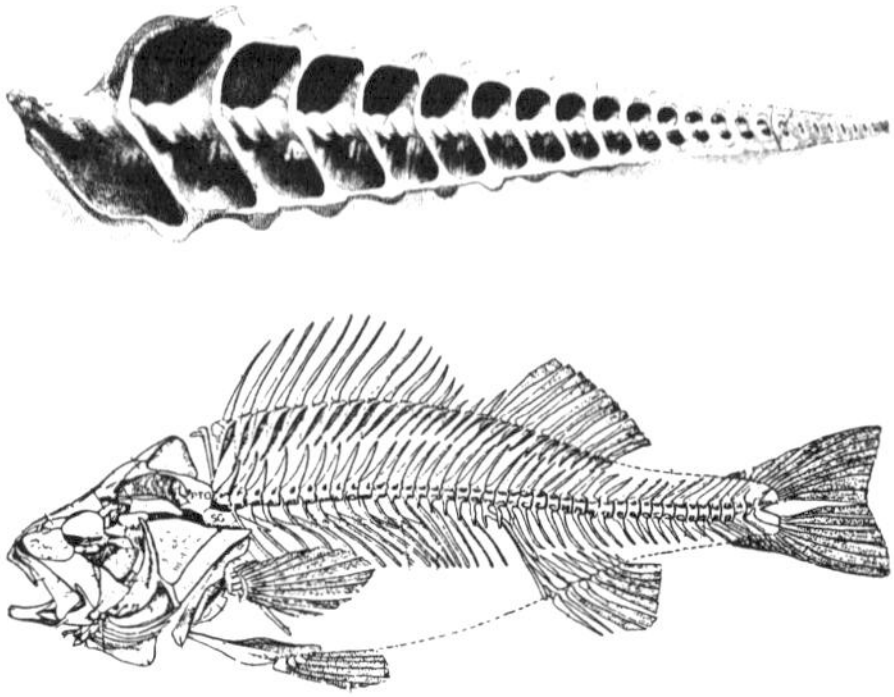

図27　外骨格（上：貝殻断面）と内骨格（下：魚類骨格）

骨が体の内部に形成されているのに対し、貝類では同じようなカルシウムを中心とした無機質による骨格が、体を包むように外部に形成されているのである。このような身体内部に形成される骨格を内骨格（endoskeleton）といい、身体外部に形成される骨格を外骨格（exoskeleton）という（図27）。

内骨格をもつ動物は、その基本設計を背骨に求めることができるため、これを脊椎動物（vertebrata）と呼んでいる。これはよくご存じのように魚類、両生類、爬虫類、鳥類そして哺乳類に分けられている。一方、外骨格をもつ代表的な動物は、貝殻をもつ軟体動物や、エビ、カニなどの甲羅をもつ節足動物（甲殻類）そして昆虫類などであるが、よく調べてゆくと、もっと小さな珪藻《けいそう》類などにも、弱いながらも外骨格をまとっている生物がたくさん知られている。これら外骨格をもつ生物は体内部に背骨をもたないため、一般には無脊椎動物（invertebrata）と呼ばれている。

なぜ生物界ではこのように、カルシウムを中心とする無機質による硬組織が、外骨格になっていたり内骨格になっていたりするのだろうか？　この謎を解く鍵はどうやら生物の進化に求められそうである。

〈2〉生物進化の道から探る骨の起源

酸素の大量発生と生物進化

この地球に最初の生命体が現われたのは、およそ四〇億年前と考えられている。実際に残された最古の化石の記録は、西オーストラリアの古代の岩石から産出されたバクテリアの化石で、約三五億年前のものである。生命史的にみてゆくと、次に大きな出来事は二七億年前の酸素発生型光合成を行う生命体、すなわちクロロフィルをもつ植物バクテリア（シアノバクテリア）の出現であろう。現存する酸素発生型光合成能力をもつシアノバクテリアは一五〇〇種以上も知られているが、それらが当時大量に発生し、盛んな光合成によって大量の酸素を放出したのである。それらの群落個体の堆積構造物の化石が「柱状ストロマトライト」と呼ばれるもので、やはり西オーストラリアのシャーク湾に現在もなお大量のストロマトライトの群落が残り、有名になっている。

このストロマトライトに代表される太古の酸素発生型光合成能力バクテリア（原核生物）の出現と、それによる大量の酸素発生はこの地球環境とその後の生命・生物進化を一変させたといっても過言ではない。なぜなら、それまでの地球はほとんど酸素の存在しない非酸化的環境の世界であり、そのなかに生存しうる生物は酸素なしでも生きてゆける嫌気性生物だけだったからである。いわば地球で最初の大規模な環境破壊ともいえる変動だったのである。

今日私達は、豊かな酸素の存在が当然であり、酸素欠乏は死に至る不都合と考えている。それは我々が酸素を呼吸・代謝に使用する好気性生物にほかならないからであるが、太古の地球は非酸素の世界であり、嫌気性生物の世界であったのである。

光合成によって放出され続けた酸素が徐々に大気中あるいは海水中に増加してくると、その量は飛躍的に増加し、それにともなって酸素呼吸に適応した生物群が大型化し複雑化しつつ出現してくる。その第一歩となるのが真核生物への生命進化である。真核生物ではそれまでの原核生物と異なり、遺伝情報を担うＤＮＡが細胞内に露出しているのではなく、核という容器のなかに保護されている。さらに、ＤＮＡが膜構造を発達させた核内に入るととももに、細胞内には、植物細胞にみられる葉緑体や、動物細胞にみられるミトコンドリアなど、もともと別個な原核生物を細胞内小器官として「取り込」んだり「共生」したりして複合的な真核生物になっていった。このことは、その後の多細胞化に始まる生命進化に向けたまったく新しい体制が生み出されたことになる。

骨の起源

しかし、この真核生物の誕生から、次の生命進化上の重大な出来事となる多細胞生物の出現までには、一〇億年以上もの長い時間を要したと考えられている。最古の真核多細胞生物の化石は今から約一〇億年前の地層から産出され、それは今日の藻類あるいは菌類などの原始型であったらしい。その後、特有の形態をもつ、原始多細胞生物群として知られるエディアカラ生物群の化石が約六億年前の先カンブリア紀末（原生代ベンド紀）に出現した。これは汎世界的分布をもつ生物群として有名であるが、その詳しい生態系などは謎のままである。

約五億五千万年ほど前になると、多くの方々がその名前をよくご存じのカンブリア紀と呼ばれる時代に入ってゆく。このカンブリア紀は地球的規模での生命進化にとってきわめて重要な時代である。それは今日の動物・植物の基本的分類をなす生物のほとんどが、大型化石としてこのカンブリア紀に多産されるからである。その化石生物の多様性あるいは進化の早さなどは、それ以前の先カンブリア紀として一括される時代の原始的生物の生物進化の様相とは大きく異なっており、生物進化上「カンブリア紀の大爆発」と表わされているほどである。

この大爆発の起きた先カンブリア紀とカンブリア紀との境界期（ベンド紀／カンブリア紀、V／C境界）は、本書のテーマである骨という硬組織からみても非常に重要な時期である。すなわち、このV／C境界期に初めて硬い石灰質の殻をもった生物（原始的環形動物の仲間？）が出現したのである。これは「クラウディナ」と呼ばれる長さ数センチメートルの化石であり、紙コップのような円筒をいくつも重ねたような多重の殻構造をもった、それまでには存在しない、いわば外骨格の基本構造を有する生物である。このクラウディナ以外にも、やはり同じ時期に、前述のエディアカラ型生物化石と一緒に大量の海綿動物の骨針化石が発見されたり、あるいは炭酸カルシウムやリン酸カルシウムを主体とする、長さ一センチメートルに満たない小型の有殻生物の化石が、数多く報告されている。おそらく、外敵から身を守るための防禦体制としての骨格形成であったのだろう。それらのことから、私達の骨の起源はおよそ五・五〜六億年前にさかのぼることができそうである。さらにその後、古生代初期の生物として有名な三葉虫や古杯類などが、硬い殻をもつ動物化石として汎世界的な分布を示していたことはご存じの通りである。

ハンターの出現と骨格生物の発生

なぜ、このV／C境界期にこのような硬い防禦用骨格（外骨格）のヨロイを身につけた小型生物が大量に発生したのであろうか？　それは、逆にいうと高速で移動し、捕食すべき敵をすばやく認識し、強力な捕食器官によってエサとなる生物の破壊が可能となった、いわば複雑で高性能の総合的能力を

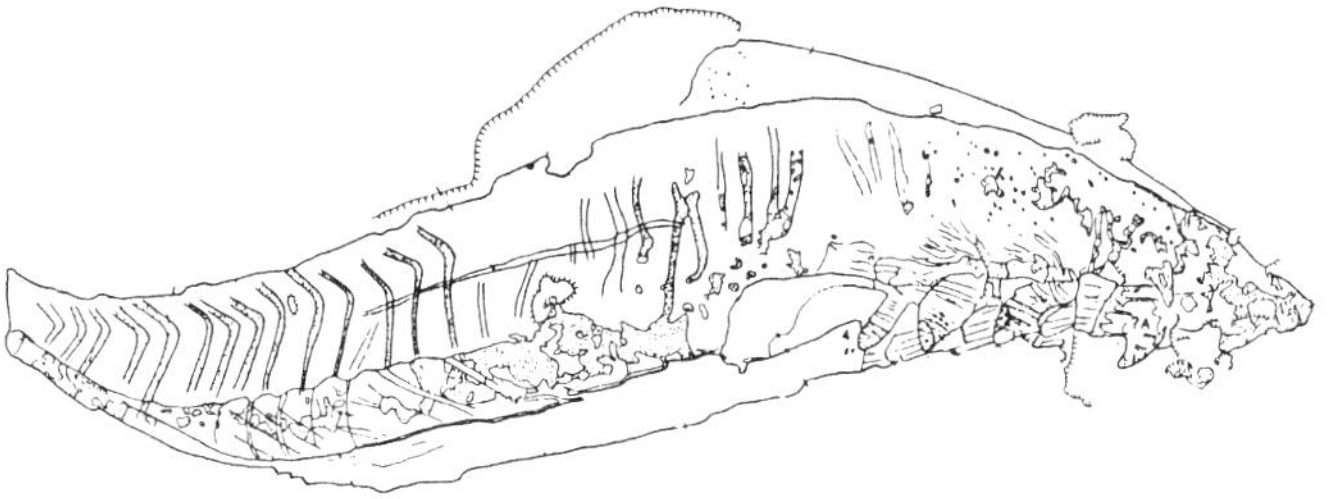

図28　マイロクンミンギア

備えた捕食性動物（ハンター）が急速に出現・分化したことを意味しているのである。

このV／C境界期での爆発的な生物の多様性と急速進化の一端を見事なまでに現わしているのが、カナダ西部ロッキー山脈のヨーホー公園にあるカンブリア紀中期の頁岩《けつがん》地層（バージェス頁岩）である。およそ五億三〇〇〇万年前の地層と推定されているこのバージェス頁岩には、高速捕食（肉食）動物であった「アノマロカリス」や奇妙な形をした「オパビニア」など、結果的には絶滅したものの、高等生物進化上の試作品ともいうべき多くの動物が含まれているのである。なかには、基本的体節構造をもつ脊索《せきさく》動物の原始形とも考えられている「ピカイア」と名付けられた動物も含まれていた。つい最近、中国雲南省にある五億四〇〇〇万年前の澄江動物群と呼ばれる化石群から、明らかに脊椎動物の起源と考えられる動物化石が報告された（*Nature*, 402, 1999）。

マイロクンミンギアと名付けられたこの化石（図28）は、後で述べるような無顎類に属すると考えられ、エラ（鰓弓《さいきゅう》）をもち、分節構造をもつジグザグ形の筋肉を有していたことが明瞭に化石として残されていた。何はともあれ、このV／C境界期以降、新たに生まれた動物群のなかには、さまざまな形態と構造をもつ硬組織を獲得した多細胞生物が数多く出現することになる。

しかし、先に紹介した三葉虫や古杯類などの初期の硬骨格生物は外敵防禦を主とする外骨格という形態をとるのが一般的であって、内骨格構造をもつ脊椎動物の出現にはまだ長い時間を要したのである。

〈3〉脊索の誕生とギックリ腰

◎無脊椎動物から脊椎動物へ

無脊椎動物から脊椎動物へ、骨の視点からみると体の外部をヨロイのように被う外骨格から身体内部奥深くに埋設される内骨格への変化はどのようにして生じたのだろうか？　先に述べたバージェス動物群のなかには、新たな器官として「脊索」をもった動物が含まれている。脊索とは、捕食すべき獲物の位置を正確に認知するセンサー機能と、その情報をすばやく処理して、高速で相手に向かって移動するように指示するコントロール機能を兼ね備えた、いわば精巧な神経系の発達を促す原基（初期構造）ともいうべき装置である。この脊索はその後の進化において、頭側から尾側へ伸びる中枢神経（背側《はいそく》神経）を巻き込み、神経を取り囲むように骨性構造物が形成されてゆく。無脊椎動物から脊椎動物への移行は、この脊索の存在なしには語れない。

今日知られている生物を紹介しながら、もう少し具体的に述べてゆこう。

脊椎動物とは背骨をもつ動物群の総称で、脊索動物門として分類されるが、このなかに半索動物（ギボムシ）、尾索動物（ホヤ）、頭索動物（ナメクジウオ）、そして脊椎動物の四つの亜門が含まれている。これらのうちギボムシ、ホヤ、ナメクジウオには骨性構造物（背骨）はないものの、あたかも背骨に対応するように脊索が体の支持器官としての役目を担っている。ギボムシでは口腔の背側壁に短い小盲管として存在し、ホヤ類ではその幼生時の尾部に出現し、さらにナメクジウオでは背側に、頭部から尾部にかけて柔軟で弾力性に富んだ杆状《かんじょう》構造物として、脊索をもっているのである。

従来、多くの古生物学者は原始の脊椎動物として、ホヤの幼生にそれを求めていた。わが国でも三陸海岸などに産し、海のパイナップルとも呼ばれる美味なこの動物は、幼生期には尾部に脊索を形成して、海中を浮遊しながら成長し、成体になると底着性の動物らしからぬ植物的姿へと変わってゆく。いってみればホヤは脊椎動物になりそこねたようなものである。一般に原始の脊椎動物は、こうした脊索原基をもつ幼生が定着することはなく、成体へと変化すると同時に脊索は神経を取り込みつつ骨性構造物（脊椎）へと変化したのではないかと推定されているのである（図29）。なぜ、このような、

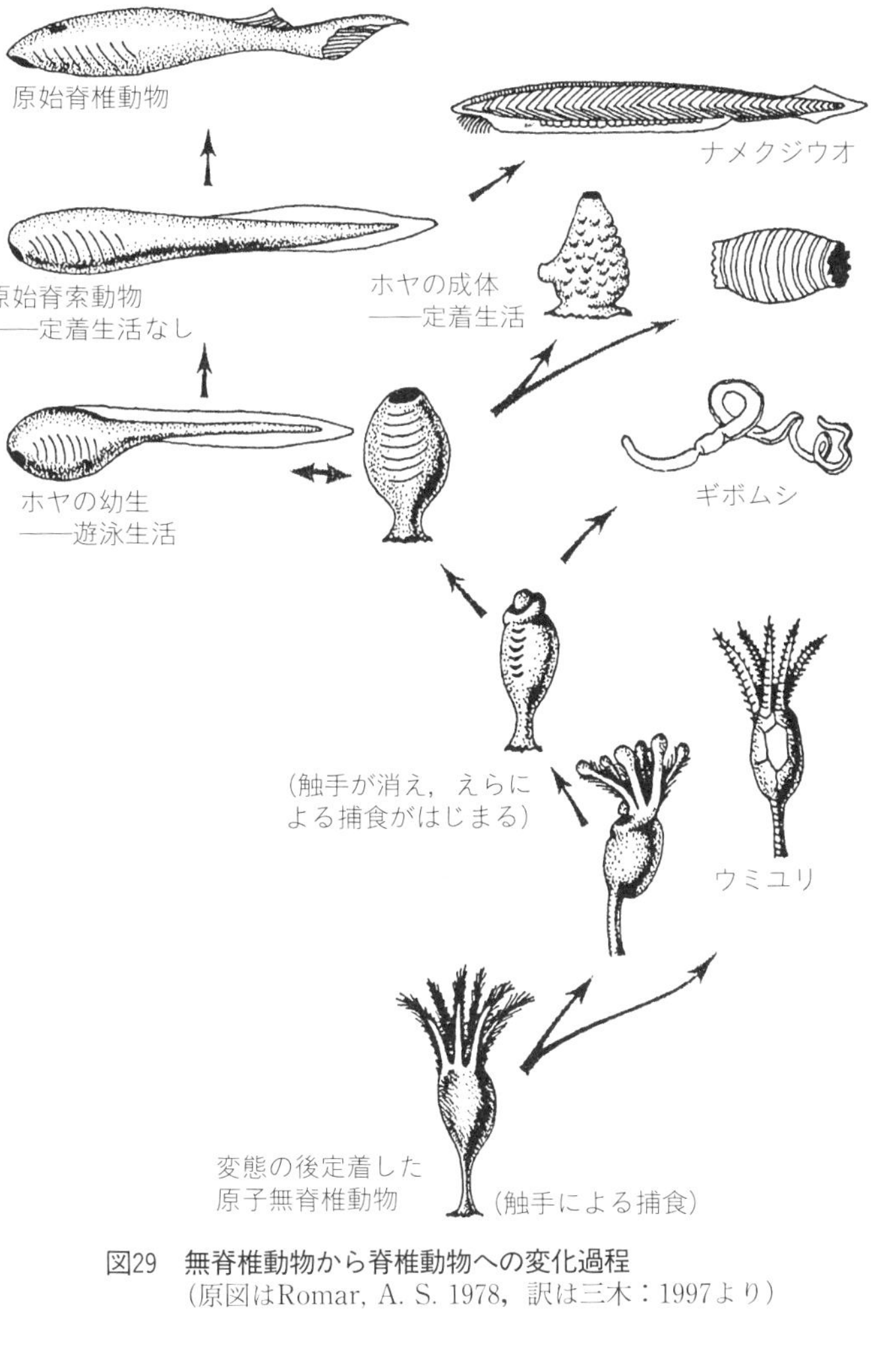

図29　無脊椎動物から脊椎動物への変化過程
（原図はRomar, A. S. 1978，訳は三木：1997より）

脊索ができたのか？　それはどうも軽快な運動と関係するらしい。運動は筋肉の絶えざる収縮・拡張によりもたらされるのだが、この筋肉だけでは運動効率が悪いのである。そのために背側あるいは尾側にいわば「心棒」を生み出し、それによってより強力な筋力を生み出したと考えられているのである。こうして、脊索を身につけ、効率的かつ強力な運動の可能となった生物達はその後、陸・海・空で繁栄し、五万種ともいわれる脊椎動物群を生み出したのである。

今日みることのできる原索動物のなかで、最も我々脊椎動物に近い無脊椎動物は、明らかにナメクジウオであり、このことは最近の遺伝子の分析研究からも支持されている。ナメクジウオの脊索はあたかも脊柱のように体幹背側にデンと位置し、また体を被う筋肉も魚類と似たようにジグザグ模様の筋節が整然と並んでいるのである。

ホヤとギックリ腰

さて、私達人間にも実はこのホヤやナメクジウオと同じような脊索の名残

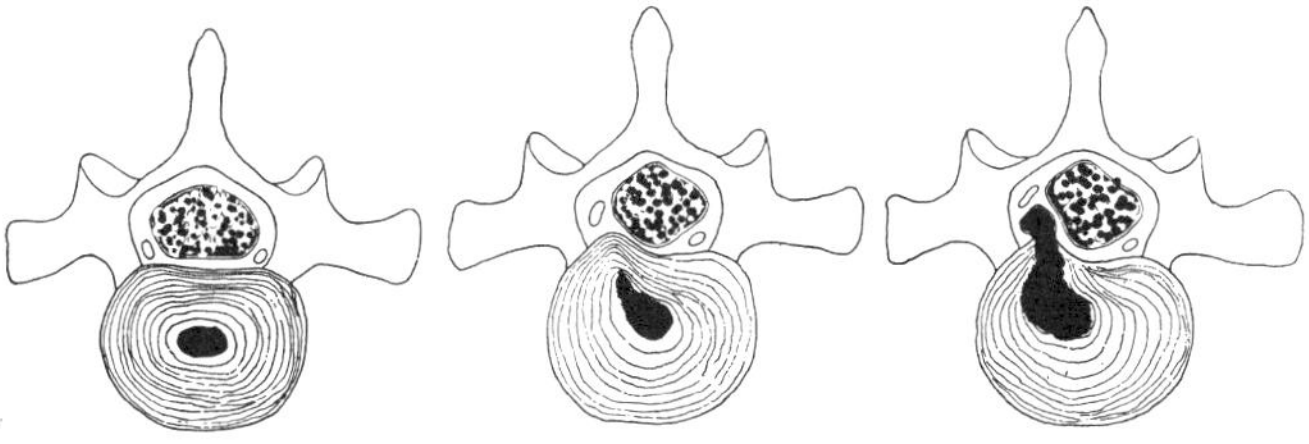

図30　椎間板ヘルニアの段階

があり、しかもそれはきわめて身近な病気と結びついている。脊索は脊椎動物では発生のごく一時期に限って出現し、その後神経を取り込みつつ、それ自体は脊椎によって置き換えられてゆく。しかし、ごく一部の脊索は脊椎の椎体と椎体の間にある椎間板（椎間円板）の中心部、すなわち椎間板髄核として残っているのである。

読者諸氏はもうおわかりであろう。人間が二足直立歩行を行う動物としての宿命的な病、椎間板ヘルニアの原因が、実はこの五億年も前から連綿と続く、脊椎動物の原基ともいうべき脊索なのである。椎間板ヘルニアは日本では「ギックリ腰」といわれ、ドイツでは「魔女の一撃」といわれる、急性の激しい腰痛をもたらす病気であるが、これは腰椎などで椎間板に断裂が起こり、そこから椎間板の中心部である（そして脊索の遺残物である）髄核が脱出し、後方にある脊髄神経を急速に圧迫するために生ずる症状なのである（図30）。

無脊椎動物から脊椎動物へと生物進化史上の大変革の際の主役で

ある脊索は、まさかその後ヒトが立ち上がり、常に垂直方向の重力という巨大な圧力を受けることは予想していなかったのであろう。一方、読者にとっては、ギックリ腰の原因が脊索にあることを知って、ホヤからヒトへつながる生物の大進化を身近に感じることになるかも知れない。

〈4〉脊椎動物の骨は体内に作ったカルシウム・プール？

脊椎動物の出現

再びナメクジウオ（頭索動物）を思い出していただきたい。ナメクジウオというように、それはほとんどが魚《うお》に近い形態を示している。すなわち、口を含む頭部が区別され、鰓《えら》もあり、頭尾の方向に細長い形となっている。実は生物進化上、最も原始的な脊椎動物は、まさにナメクジウオとほぼ同じ形態を有していたのである（九五頁参照）。それは現生種で見られるメクラウナギやヤツメウナギ（円口類）に類似したものと推定されている。ここで類似したものと書いたのは、化石からみる限り、それらは少なくとも頭部に甲羅のような外骨格をまとっていた（甲冑魚、図31）からであり、これらはその後絶滅してしまって、今日その姿をみることができないからである。

メクラウナギやヤツメウナギの体内には、軟骨を成分とする骨格が形成されているほか、体の中軸には終生脊索が残っている。これらが最も原始的な脊椎動物のいわば生きた化石であるが、我々が思い浮かべる一般的な魚類とこれらが決定的に異なっているのは、骨格が軟骨であるほか、顎《あご》が形成され

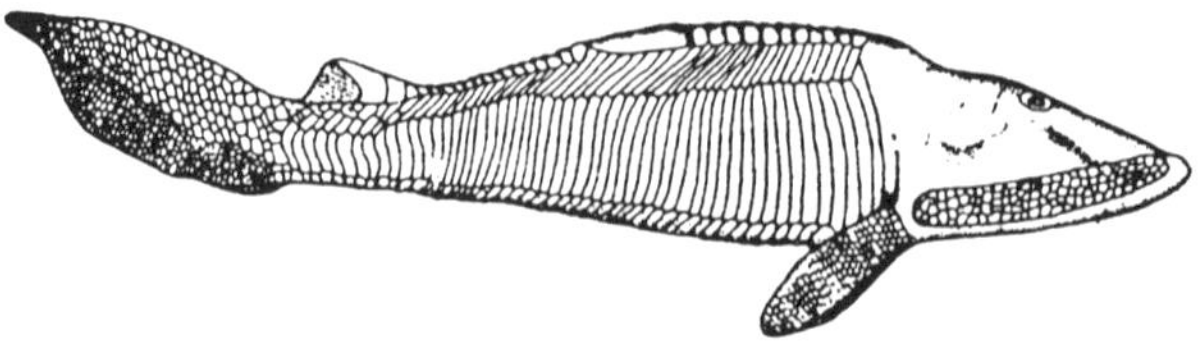

図31　化石の甲冑魚

ておらず、したがって丸い口がただ開いたままになっているという点である（それ故、これらは無顎《むがく》類でかつ円口類という分類に含まれる）。

彼らの生活は、例えばメクラウナギではその円口から海底の泥を吸い込み、そのなかからエサをとって生きている。また、ヤツメウナギはその円口の周りに生えている細い角質でできた皮歯でほかの魚類の腹に吸いつき、歯で相手の皮膚を削落し、そこから流出する血液を吸い取って生きているのである。目の後ろには鰓孔が七個ならんでいて外見上、目が八個あるようにみえることからヤツメウナギと名付けられているのはご存じであろう（図32）。

その後、このような無顎類から顎をもち、エサを捕えて咀嚼することの可能となった魚類（棘魚類《きょくぎょ》）が約三・六億年前の古生代シルル紀に出現し、さらに現生のサメなどが含まれる軟骨魚類や、一般に「サカナ」と呼ばれる硬骨魚類へと進化してゆくのである。すなわち、原始的脊椎動物はメクラウナギやヤツメウナギなど円口類を出発点とし、顎の形成、軟骨あるいは硬骨性脊柱の強化、対鰭《ついき》（胸鰭と腹鰭）の発達などにより、よりしなやかで高速に移動し、確実に獲物を捕捉・破壊するという食物摂取効率を著しく高める

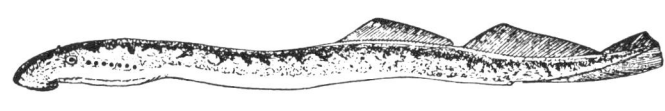

図32 ヤツメウナギ

ような魚類へと進化してきたのである。

その後脊椎動物は魚類を出発点として、両生類、爬虫類、鳥類そして哺乳類と、さらにまた長い年月をかけて、その身体機構や生態域を複雑に変化させ進化してゆく。骨もまたその形が多様な変化をとげることになる。それらに多くのページ数を割いて詳細に記述することももちろん重要ではあるのだが、ここでは、ひとまず骨の形態から離れて、骨そのものの様子をみてゆくことにしよう。

骨の成分の進化——炭酸カルシウムからリン酸カルシウムへ

無脊椎動物から脊椎動物への長い年月をかけた生物進化上の大変革を概観してきた。しかしこの変革は単にヨロイやカブトとしての外骨格が身体内部に移動しただけではない。この大変革にともなって、骨に関係するほかの多くの機構もまた大きく変化したのである。その一つは骨格あるいは硬組織を形作っている無機質の種類が変わったことであり、もう一つは内骨格への変化にともなって、いわば単純な防禦用外骨格にはみられなかったような複雑

表2　動物の硬組織の基質成分

生物		硬組織	基質成分	
			無機物	有機物
脊椎動物		骨	リン酸カルシウム	コラーゲン
		軟骨	リン酸カルシウム	ムコ多糖
		歯 象牙質	リン酸カルシウム	コラーゲン
		歯 エナメル質	リン酸カルシウム	エナメルタンパク
無脊椎動物	節足動物（甲殻類）	殻	炭酸カルシウム	キチン
	軟体動物	貝殻	炭酸カルシウム	コンキリオン
	海綿動物	外骨格	硫酸ストロンチウム	—
植物	珪藻類	外骨格	二酸化ケイ素（＝シリカ）	ペクチン

なホルモンによる骨代謝という、新たなメカニズムが出現したことである。

外骨格である貝の貝殻やエビ、カニなどの甲羅は炭酸カルシウムからできている。例えば貝殻ではコンキリオンという有機物質を基質として、また甲羅ではキチンという有機物質を基質として、それらに炭酸カルシウムが沈着した形で、骨格を形作っている。一方、内骨格では主としてコラーゲンという有機物質に沈着する無機質は、例外なくリン酸カルシウムなのである（表2）。したがって、無脊椎動物から脊椎動物への進化上の大変革とは、その骨格成分が炭酸カルシウムからリン酸カルシウムへと変容したことを意味している。

このような骨の素材の変化が生じた原因は正確にはわかっていない。しかし、カルシウムを含む豊富なイオンの存在する海中で生活し、体内に無機イオンを貯蔵する必要のまったくなかった原始無脊椎動物は、単純かつ強固な炭酸カルシウムのヨロイとカブトで防禦するだけで、硬組織としての用は足りていたのであろう。しかし、それが海水生活から淡水へ、そして地上へと生態系を拡大していった脊椎動物になると、イオン供給源としての海水を利用できなくなった弱点を補うためにも体液の恒常性を維持する機構の一環として、また豊富な無機イオンの貯蔵庫として、硬組織の質的変容が必然的に生じたのである。その結果、複雑なリン酸カルシウムを含む化合物を主体とする内骨格組織へとより構造的に変容したことは想像に難くない。

進化の過程でカルシウムの豊富な海水での生態系と決別し、淡水であれ陸上であれ、まったく新たな生態系で生きてゆくことになった脊椎動物にとって、内骨格を形成した新しい構造をもつ骨は、体内に作り出した海水あるいはカルシウムのプールともいうべき構造物だったのである。

ところで、表3には、進化にともなう現生の各種の動物の体液のイオン組成の変化を示してある。これによれば、海に棲む腔腸動物、環形動物あるい

表3　進化にともなう動物の体液のイオン組成の変化

（単位：ミリ・モル）

		ナトリウム	カリウム	カルシウム	マグネシウム	塩素	ケイ酸	リン	イオン濃度
海水		470	10.0	10.2	53.6	548	28.3	0.001	0.68
ミズクラゲ（海）	腔腸動物	454	10.2	9.7	51.0	554	14.6		0.68
ウロコムシ（海）	環形動物	456	12.3	10.1	51.7	538	26.5		0.68
イガイ（海）	軟体動物	502	12.5	12.5	55.6	585	29.2		0.75
ミドリガニ（河口）	節足動物（甲殻類）	468	12.1	17.5	23.6	524			0.54
アメリカザリガニ（淡）	〃	146	3.9	8.1	4.3	139			0.17
メクラウナギ（海）	脊椎動物（円口類）	544	7.7	5.4	10.4	540	4.4	1.5	0.77
ヤツメウナギ（淡）	〃	139	6.2	2.6	1.9	113	0.9	1.3	0.16
サメ（海）	（軟骨魚類）	254	8.0	5.0	2.5	255		2.0	0.29
マグロ（海）	（硬骨魚類）	188	9.8	3.9		167		2.0	0.16
マス（淡）	（〃）	101	6.2	2.5	1.4	140	0.4	1.2	0.15
トリ（陸）	（鳥類）	154	6.0	2.5	2.3	122		0.7-1.5	0.16
ヒト（陸）	（哺乳類）	145	5.1	2.5	1.2	103	2.5	1.0-2.0	0.16

（須田・小澤・高橋，1986より引用，抜粋）

は軟体動物などではその体液組成は海水とほとんど同じであることがわかる。ここで注目すべきは円口類、すなわちメクラウナギとヤツメウナギであろう。これらは先に述べたように最も原始的とはいえ脊椎動物の仲間であり、骨格はリン酸カルシウムへと変容している。したがって、体液には無脊椎動物にはほとんどみられなかった無機リン酸が、ほかの脊椎動物同様に存在しているという点が注目される。

もう一つ重要な点がある。それは、イオン濃度でみると一目瞭然であるが、同じ円口類であっても海水棲のメクラウナギと淡水棲のヤツメウナギでは明らかに体液組成が異なっており、前者ではそれがほぼ海水と類似するのに対し、後者ではイオン濃度でみると海水の四分の一となっていて、しかもその傾向は、サメ（軟骨魚類）以降のすべての脊椎動物に共通の体液組成のイオン濃度となっていることである。

このような、同じ円口類でありながら、明らかに異なる体液組成はいったい何を意味しているのであろうか。

〈5〉脊椎動物特有のカルシウム代謝

◎魚類の進化と骨

ここで少し回り道をしなければならない。すなわち、脊椎動物の進化についてである。原始的脊椎動物である円口類から顎を備えた最初の動物（魚類）は古生代シルル紀に出現した棘魚類であることは先に述べた。その後、魚類はサメなどの軟骨魚類（板鰓《ばんさい》類）と硬骨魚類へと進化してゆく。

現生の硬骨魚類はその鰭《ひれ》の形状から大きく二つの群に分けられる。一つは条鰭《じょうき》類といって、マグロ、タラ、タイ、ニシン、フナなどのように、ヒレの部分の細い骨に半透明の皮膜の張った魚であり、もう一つは肉鰭《にくき》類といって、肺魚やシーラカンスのようにヒレの部分が厚く太い肉質の柄状になっている魚である。このうち、肉鰭類は内鼻孔を備え空気呼吸をするほか、肺魚の一部にはその肉質の対鰭を足のように用いて、沼地や水たまりを歩くことができるものもいる。

条鰭類のように魚類は本来海棲であり、肉鰭類の一部のものが淡水棲を通じて陸上へと進化したように考えられていたが、近年ローマー（Romar.A.

S.）らの研究からどうもそうではないということがわかってきた。その一つの有力な証拠が、先に述べた体液組成の問題なのである。すなわち、条鰭類であれ肉鰭類であれ、硬骨魚類はいずれもその体液イオン濃度が哺乳類を含めてほかの脊椎動物（それはほとんどすべて陸生であることはよくご存じであろう）と変わらないのである。このことは何を意味するだろうか？　それは硬骨魚がすでに海水を離れ、淡水に出現した脊椎動物であることを物語っているのである。

淡水と海水はまったく異なった環境である。特にカルシウム含量は大きく異なっており、海水では一〇ミリ・モル（モルはイオン濃度を表わす単位）以上であるが、淡水ではその一〇分の一以下の平均〇・七五ミリ・モルである。一方、淡水あるいは陸生の脊椎動物での体液カルシウム濃度はおよそ二・五ミリ・モルであるから、当然のことながらこれらの脊椎動物では、低カルシウムという棲息環境に生存するためには、自前で体液カルシウム濃度調節機構、すなわちまったく新たなカルシウム恒常性の維持機構が必要となったのである。そのために原初の淡水産魚類は、鰓《えら》から水溶性カルシウムを効率よく汲み上げる機構（カルシウム・ポンプ）と、腸管からのカルシウム吸収を増大させ、それを骨内に沈着させるビタミンDの産生、というカルシウム代謝に関する二つの仕組み、つまり、選択的にカルシウムを吸収できる能力（選択的膜透過作用）をもつことになったのである。

先程からよく出てくる円口類についてみてみると、海水棲円口類であるメクラウナギと淡水棲円口類であるヤツメウナギには、体液のイオン濃度の差のほかに、強力な骨吸収の抑制作用をもち、結果的に血液中のカルシウム濃度を低下させる作用をもつホルモン、すなわちカルシトニンの合成能に差が認められる。これは、ヤツメウナギの方に淡水生活でカルシウムを効率よく吸収しうる機構を充実させる一方、せっかくできたカルシウム・プールである骨からのカルシウム流出をコントロールするという、きわめて重要な仕組みができあがったのである。またビタミンDと骨組織の出現は、進化のうえで完全に一致しており、魚類以上の脊椎動物において、カルシウム代謝と骨形成にとってきわめて重要な役割を果たすことになるのである。

◎陸上への進出

硬骨魚類の進化を骨の代謝の視点からもう少し続けることにしよう。鰓や腸管でのカルシウムを主とするイオンの選択的膜透過作用の獲得とその強化、およびビタミンD形成能力の獲得により、海水棲を離脱し淡水棲となった魚類は、その後二つの進化の道のりを選択することになる。それはおそらく淡水というきわめて限られた生存空間内での個体の増加と、それにみあうだけのエサの供給との不均衡が大きな原因であったのだろう。いずれにせよ、一つの選択は広大な空間をもつ海に戻ることであり、もう一つの選択は、まったく未知のそして同じくらい広大な空間をもつ陸に進出することである。

海へ回帰した硬骨魚類（条鰭類の大部分）は、再度豊富なカルシウムを海水から自由に供給されるようになった。そのため、カルシウム代謝の基盤としての骨の役割は著しく低下し、例えば淡水棲硬骨魚類に比べても骨細胞活性は低いといわれ、形態的にも退化した形態を示すものが少なくないといわう。

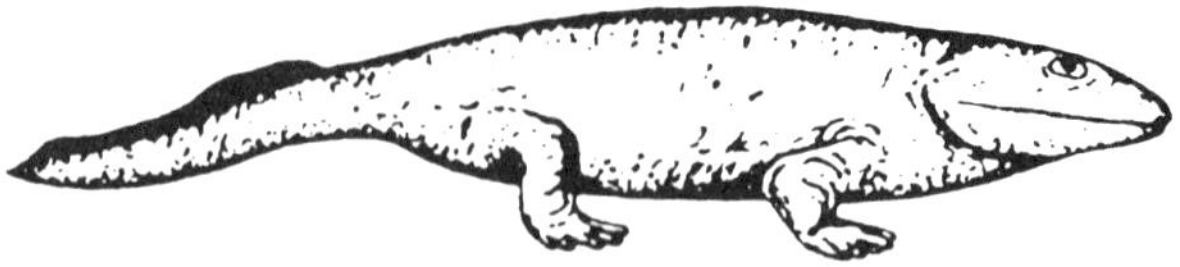

図33　イクチオステガ

一方、淡水棲から陸棲へと移動した魚類（肉鰭類あるいは総鰭類と呼ばれる一群）は、古生代デュボン紀後期（約三・五億年前）に出現するイクチオステガ（図33）というきわめて原始的両棲類へと進化していったことが知られている。このイクチオステガは、短いが強力な前後肢をもっており、その先端は五本の指が分化していたと推定され、この地球上の大地を完成した四肢で歩き回った最初の脊椎動物なのである。その頭骨化石は同時代の現生肺魚の祖先ユーステノプテロンときわめてよく似ており、このことも空気呼吸をする魚類から両生類が進化してきた証拠とされている。

いずれにせよ、淡水棲魚類から分かれた肉鰭類魚は、イクチオステガに代表される両棲類へと進化し、さらにペルル紀初期に至り、「シームリア」と呼ばれる両棲類と爬虫類の中間型を経て、中生代を代表する恐竜へと脊椎動物の進化が連綿と続いてゆく。この両棲類から爬虫類へと完全な陸棲型脊椎動物への進化にともない、カルシウム代謝を中心とする体液の恒常性《ホメオスタシス》の維持には、ますます複雑な機構が必要となった。外界からのカルシウムの取り込みと腸管からの吸収、および骨形成と骨吸収の平衡を通じて、骨組織は一

表4　現存の脊椎動物の骨格系とカルシウム調節ホルモンの進化

	代表的な種属	骨格系	カルシウム調節ホルモン ビタミンD	カルシウム調節ホルモン 副甲状腺ホルモン	カルシウム調節ホルモン カルシトニン	初めて地球上に現われた時期	万年前
海棲円口類	メクラウナギ	無顎 軟骨				古生代 オルドヴィス紀	42500
淡水棲円口類	ヤツメウナギ	無顎 軟骨			●		
板鰓類(軟骨魚類)	サメ，エイ	以下すべて有顎 一部石灰化した軟骨			●	古生代 シルル紀	36000
海棲硬骨魚類	マグロ	骨および軟骨 (骨細胞の発達は悪い)	●		●	古生代 デュボン紀	30000
淡水棲硬骨魚類	マス	骨および軟骨	●		●		
両棲類		骨および軟骨	●	●	●	古生代 石灰紀	24500
爬虫類		骨および軟骨	●	●	●	古生代 ペルム紀(二畳紀)	20000
鳥類	トリ	骨および軟骨	●	●	●	中生代 ジュラ紀	14500
哺乳類	ヒト	骨および軟骨	●	●	●	新生代 第三紀	5800

(須田・小澤・高橋，1986より引用，抜粋)

刻も休むことなく活動することを余儀なくされたのである。そのためには硬骨魚類に至って初めて出現したビタミンDだけでは充分ではなく、ここに両棲類以上の脊椎動物では副甲状腺ホルモン（ＰＴＨ、上皮小体ホルモンともいう）が登場する。すなわち、両棲類以上の脊椎動物ではすべて、元から存在したカルシトニンに加え、ビタミンＤとＰＴＨという二つの骨代謝ホルモンの協同作業によって初めて、カルシウムの貯蔵庫としての骨の活動性が可能になるということなのである（表４）。

しかし、ＰＴＨはカルシトニンやビタミンＤとはある意味で決定的に異なっている。カルシトニンやビタミンＤはいわばカルシウムを取り込み、それを骨に貯える役目をもつ、すなわちカルシウムが資源として存在することを前提とした調節因子であるのに対し、ＰＴＨはまるでタコが自分の足を喰うようなもので、自分の内骨格に貯えられたカルシウムを溶出させて血中や体液中のカルシウムのレベルを一定にしようとする調節因子なのである。これは極端なことをいえば、カルシウムのない世界への進出をも辞さない生物が最後の砦《とりで》として身につけた仕組みなのである。

IV

「骨の老化」についての報告書

日本は現在、世界で一番の長寿国である。平成一〇年の平均寿命は男性七七・一六歳、女性ではなんと八四・〇一歳となっている。女性で寿命は着実に延び、男女差は過去最大の六・八五歳となって、その格差は年々広がっている。さらに昔は「人生五〇年」といわれていたが、現在では八〇歳まで生きられる人の割合は男性51%、女性73%である。男性で二人に一人、女性では四人中三人もが「人生八〇年」を迎えて、長寿を楽しむことができるようになったのである。

その一方で、現在六五歳以上の老人人口が全人口に占める割合（老齢化率）は16%を超え、高齢社会にともなう健康の障害や不安もまた増加の一途である。なかでも骨や筋肉といった筋骨格系あるいは運動器での痛みはその最大のもので、平成七年の国民生活基礎調査によれば、身体に何らかの自覚症状や訴えをもつ人の割合（有訴者率）は筋骨格系の訴えが最も多い。

このように人間が老いてゆくことは、長寿を楽しむ反面、身体の不具合、特に骨や関節、そして筋肉など運動器の痛みと老化が少しずつ増すという光と陰が存在するのである。

ここでは、骨の老化と、それにともなう代表的な疾病について、昔と今を比べながら述べることにしよう。

〈1〉老化とは何か

科学的にみた老化

老化を科学的に解明しようとする試みは一六世紀のルネッサンス期にまでさかのぼることができる。当時の偉大な実証的科学者であったレオナルド・ダ・ヴィンチ（Leonardo da Vinci, 1452-1519）は、三〇体あまりの人体の解剖を行い多数の精密なスケッチを残している。彼は一〇〇歳の老人の解剖も行っており、その所見から、すでに加齢の原因として血管壁の肥厚《ひこう》に注目していることは特筆すべきである。

老化を厳密に定義することはなかなか困難であるが、大きく分けると次の二つの定義の仕方がある。

一つは、受精から死に至るまでの時間軸に沿った個体の変化のすべてを老化とするという考え方である。確かにすべての個体は受精現象をスタートとして発生し、成長と成熟を経過しながら死という最終ゴールに向かって絶えず変化し続けてゆくわけで、ある意味では老化は個体発生の時点ですでにプログラムされており、時間によりそのプログラムが進行しているとも考えられる。このような考え方は広義の老化であり、一般に「加齢現象（aging）」という用語があてはめられている。

もう一つの定義は、特に成熟期以降の個体の変化を老化とするという考え方である（寿命の長いヒトを対象とする研究ではこれを用いることが多い）。これは狭義の老化と考えられ、「老化現象（senescence）」という用語があてはめられている。ここでは充分に成熟した個体での身体変化、すなわち狭義の老化について述べてゆこう。

老化の開始は明確ではない。ヒトの幼年期から成熟期に至る加齢現象、すなわち成長と発育のように、その時期が比較的明確な形態学的・生理学的特徴をもち、活発に活動しているのとは異なり、老化は徐々に出現し、はっきりとした時期的特徴を示さず、個々の臓器での老化の度合いもまちまちであり、また個体差もかなり大きい。

老化の基準については、次の四つの基準がよく引用されている。

（1）普遍性　生命あるものすべてに起こる現象である。

（2）固有性　出生・成長・死とともに個体に固有のものである。
（3）進行性　突発的なものではなく、徐々に個体に出現し漸次進行する。
（4）有害性　老化現象のなかで最も特徴的なものに機能低下がある。機能は直線的に低下し、死の確率は対数的に増加する。

これらが絶対的な基準として受容されているわけではないが、老化をよく現わしているものである。

◎二つの異なる骨の老化

加齢とともに、すべての臓器の機能が程度の差はあれ低下してゆくことは今述べた老化の有害性として知られている。このなかには純粋に加齢そのものに基づく変化で、真の生理学的老化と考えられるべきものもあるが、多くの場合（多かれ少なかれ）病的な変化が含まれているのが普通である。本来老化と疾病とは別の概念であるが、老化により疾病は増加し、また老化現象のなかには病的状態と区別の困難な場合があるので、注意しなければならない。

骨の老化もまた、通常生理学的老化と病理学的老化が完全に区別しうることなく混在しているのが普通である。

さらにこのような老化にともなう骨の変化には、ホルモンの変動を主な原因とする内因的要因と、労働などの生活習慣（環境）による外因的要因が互いに影響しあっているが、どちらの要因がより強く優位に働くかによって、骨老化のタイプもまたそれぞれ異なっている。しかもそれは個人個人においてのみならず、地域や時代などによって、どちらの要因がより強く骨の老化に影響するのかもまた大きく異なっている。次節では具体的に背骨を例にとって述べてみよう。

〈2〉骨が溶ける
——骨粗鬆症の恐怖

現代日本人の骨の老化といえば、誰でも一度は耳にしたことのある「骨粗鬆症（Osteoporosis）」がその代表である。この骨粗鬆症は、加齢にともなって骨の重要な構成成分であるカルシウムが溶け出し、そのために骨構造は粗くそしてもろくなって、容易に骨折しやすくなる状態である。

骨粗鬆症はさまざまな原因で起こる（表5）が、加齢とともに発症するものが大多数である。さらにこのような加齢にともなう退行期骨粗鬆症はその発生のメカニズムや発症年齢あるいは症状などにより二つのタイプ（I型とII型）に大別されている。タイプIは主として女性の閉経後に急激な女性ホルモン（エストロゲン）の欠乏・枯渇によって発生するものである。タイプIIは老化、特に腎機能の老化にともなって、活性型ビタミンDの合成能が低下したり、尿中へのリンの排泄も低下することなどから、血中カルシウムの減少を招き、結果として副甲状腺機能亢進となるために、骨粗鬆症を発生するものである。いずれも内因的要因によって発症する代表的な骨の老化といえる。さらに骨粗鬆症は骨が溶けるわけであるから、いわば骨が軟らかくな

表5　骨粗鬆症の危険因子

不可変的因子	可変的因子
個人的因子（宿主因子）	環境因子（生活習慣）
人種（白人>アジア人>黒人）	栄養
遺伝（体質）	カルシウム不足
家族歴	ビタミンD欠乏
遺伝子	食塩やリンの過剰摂取
性（女性）	嗜好品
年齢（閉経以降）	コーヒー多飲
	過剰飲酒
	喫煙
	運動不足
身体的因子	物理的因子
初潮年齢（遅発）	日照不足
早期閉経	長期臥床
閉経前両側卵巣摘出	長期薬物服用
胃切除	（ステロイドをはじめとするホルモン剤）
性腺機能低下症	

るタイプの老化ともいうことができる。

　骨粗鬆症には、遺伝的背景も関与している。骨粗鬆症の遺伝的要因をDNA多型からアプローチした最初の報告としてビタミンD受容体《レセプター》（VDR）の遺伝子多型がある。白人におけるVDR多型と骨密度の関連は当初、骨粗鬆症の危険因子のスクリーニングに大きな可能性をもたらすと考えられた。しかし、VDR遺伝子多型もまた、ほかの遺伝子多型同様、その頻度などについて人種差のあることが想定され、実際わが国の多くの地域的な研究によっても、低骨密度型の遺伝子の型をもつ人の割合は、白人に比べかなり少ないことが明らかになった。さらにそれらのVDR遺伝子の型による骨量、あるいは骨量の経時的変化との関連のいずれについても、有意に関連があるとする報告がある一方、まったく影響がみられなかったとする報告もある。どうやら、VDRに関しては、あまり日本人は心配なさそうである。

現在では、VDRにとどまらず、エストロゲン受容体遺伝子やカルシトニン、副甲状腺ホルモンなどに対する受容体の遺伝子レベルでの解析が進んでおり、これらの遺伝子多型と骨量の関係、さらにはそれらの遺伝子多型の組み合わせと骨量や骨量減少に対する寄与の割合などが最近少しずつ明らかになっている。

骨に関係する栄養素の代表であるカルシウムについてはどうであろうか。日本人は元来、骨のミネラルの重要成分となるカルシウムの摂取の少ない民族である。牧畜民としての文化が少なく、これまで牛乳や乳製品などへの嗜好があまりなかったことによる。さらに年を取ると腸管からの吸収が悪くなることも重なって、全体としていつもカルシウムが不足しがちになっている。

◎カルシウムの重要性

そのような背景もあって、「骨粗鬆症の予防にはカルシウム摂取」というドグマは広く日本人に受け入れられ、カルシウム食品が普及するなど、カルシウム摂取に関する啓蒙活動は大きな成果をあげている。しかし、カルシウム摂取の骨量に対する効果はいまだ議論もあり、少なくとも小児期、成人期、閉経後、そして老年期によって異なっている。すなわち、カルシウム摂取が最も強く発現する時期やその程度が異なっているということである。

小児期から若年期では、骨量増加が大きく、カルシウム摂取効果の大きいことは、カルシウム付加食を用いた研究からも明らかで、骨の発達時期での充分なカルシウム摂取は最大骨量を増加させ、将来の骨量減少への大きな予防因子となることは充分ありうることである。

妊娠・授乳期におけるカルシウム摂取もまた重要である。大量のカルシウムが母親から胎児・乳児へと移行するこの時期には、母体のカルシウム吸収が高まり、代償機能が働くことになる。したがって妊娠授乳期には一日九〇〇〜一〇〇〇ミリグラムのカルシウムが必要とされている。

閉経後の女性に関するカルシウム摂取と骨量との関連については、一定の関連が見出されていないが、欧米のこれまでの論文をまとめた分析によれば、元来、低カルシウム摂取者であった閉経後女性においては、カルシウム摂取が骨量低下予防に効力を及ぼしていたと報告している。

一方、高齢期においては少なくともカルシウム単独での骨量増加、あるいは骨折予防への効果を示す研究ははなはだ乏しく、牛乳やカルシウム摂取は骨量に対して関連を認めていないとする研究が少なくない。

最近、わが国で、地域の一般住民を対象として、供給されている水道水（飲料水）中のカルシウムイオン濃度の差異により、骨量が異なるとする疫学調査が相次いでなされた。飲料水は生活に密着し、食品の嗜好にかかわりなく、長年にわたりいわば無意識的に摂取されているため、飲料水に含まれるカルシウム量とその摂取量は決して少ないものではなく、成人女性における骨量変動に対する危険因子として、その多寡は見過ごすことのできない重要な要因であろう。

カルシウム代謝に影響を与える物質としてカフェインが挙げられる。カフェインは尿からカルシウム排泄を増加させるため、多量に摂取するとカルシウム・バランスが負に傾くことが知られている。欧米の研究によると一日のカルシウム摂取量が八〇〇ミリグラム以下の人では一日にカフェイン四五〇ミリグラム以上（一五〇ミリリットルのコーヒー約三杯分）を摂取すると、骨量減少速度が大きくなることが示されている。最近のわが国での大腿骨頸部（足の付け根部分）骨折の全国調査からも一日三杯以上のコーヒー多飲は骨折の危険因子であることが明らかとなっており、カルシウム代謝が負に傾きやすい高齢者やカルシウム摂取の少ない女性では、コーヒーの多飲は避けるべきである。

いずれにしても現在、厚生省の基準では成人は一日当たり、最低六〇〇ミリグラムのカルシウムを摂取しなければならないにもかかわらず、これまで過去において一度も最低基準の六〇〇ミリグラムを上回ったことはないのである。さらに、腸管からのカルシウム吸収量の減少する高齢期では一日当たり最低七〇〇ミリグラムのカルシウム摂取が必要と考えられており、ただ単に、骨の問題としてだけではなく今後の長寿日本人のカルシウム摂取のあり方には充分注意しなければならない。

ホルモンの影響

元来カルシウム摂取量が少ないうえに、女性の場合閉経にともなう女性ホルモン、エストロゲンの枯渇により、カルシウムは骨から加速度的に溶け出してゆき、そのために骨がもろく弱くなる骨粗鬆症へと進行し、ついにはほんのちょっと転んだだけでも簡単に骨折してしまうことになるのである。

エストロゲンは、主として卵巣から分泌される代表的な女性の性ステロイドホルモンであり、標的臓器の細胞質内受容体と結合して作用する。エストロゲンとしては現在二〇種類以上確認されているが、なかでもエストロン、エストラジオール、そしてエストリオールの三つが主なものである。このなかで最も生理的活性の高いものがエストラジオールである。

エストロゲンにはさまざまな作用があるが、大別すると女性器に対する作用と、性器外作用に分かれる。後者には骨に対する作用のほか、脂質（コレステロール）代謝や、自律神経系に対する作用などが含まれる。

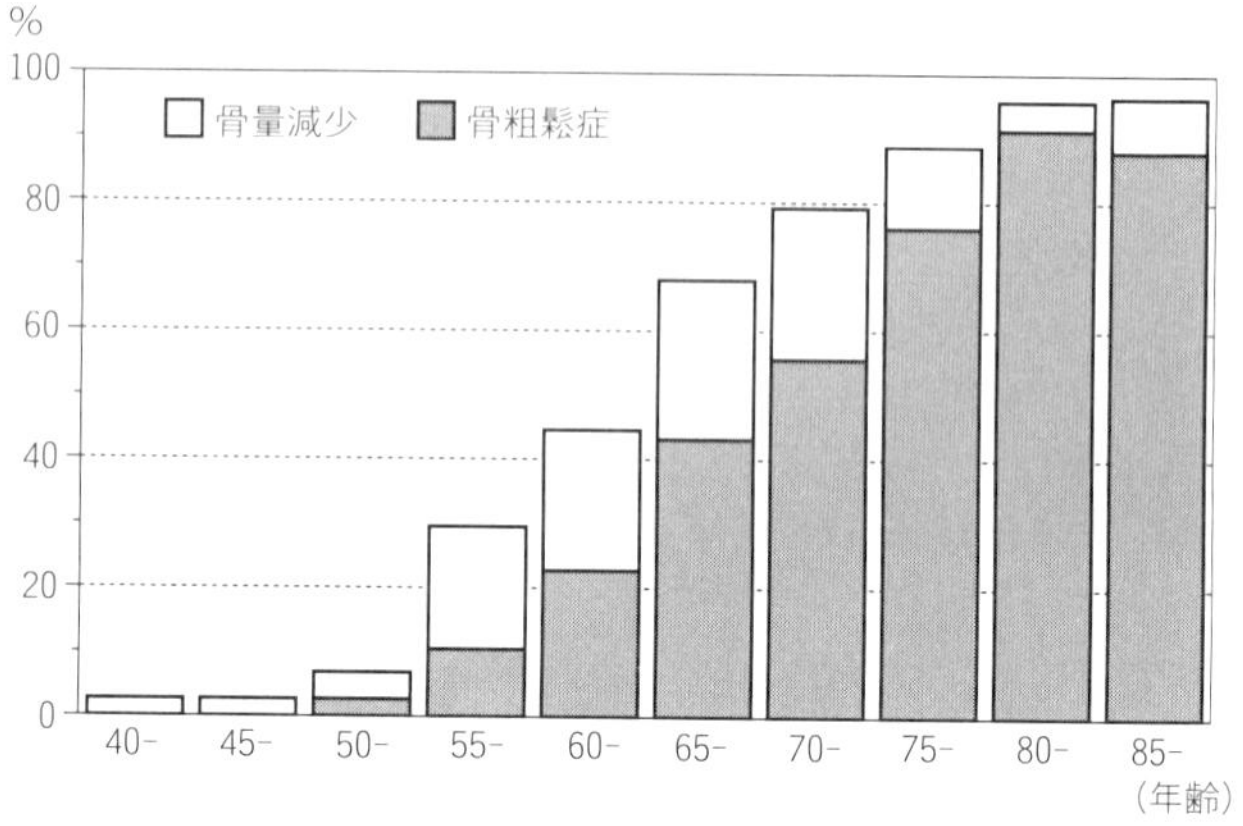

図34　前腕骨密度測定による骨量減少と骨粗鬆症の有病率（女性）

エストロゲンの骨に対する作用としては、骨吸収の抑制と、骨形成の促進の二つの作用が知られている。骨吸収抑制のメカニズムとしては、副甲状腺ホルモンに拮抗して骨からのカルシウム溶出を防ぐほか、インターロイキン1や6などの生理活性物質《サイトカイン》の産生を抑制して、トータルとして破骨細胞（V-〈2〉参照）の機能を抑制している。一方、骨形成に対しては骨芽細胞（V-〈2〉参照）に存在するエストロゲン受容体と結合することで、インスリン様成長因子などの生理的活性物質によって骨芽細胞を活性化し、骨形成に関与していると考えられる。

さて、このように現代の骨老化の代表となった観のある骨粗鬆症であるが、閉経後の女性を中心としてその患者数は確かに急増しているようである。我々の調査によって、前腕骨（橈骨《とうこつ》と尺骨《しゃっこつ》）の遠位部分での骨密度測定値に基づき女性の骨粗鬆症患者の出現率を算出する

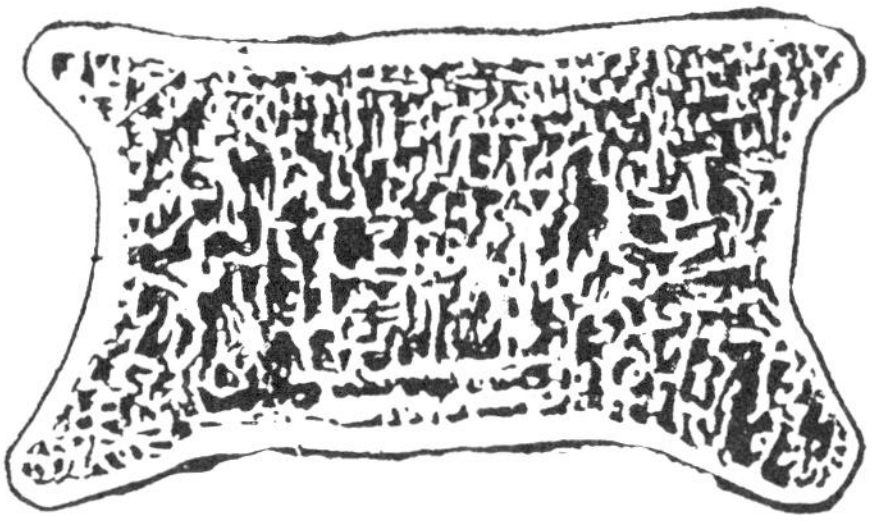

図35　脊椎（椎体部分）の断面図

と、五〇歳代では6・1％、六〇歳代では37・3％、七〇歳代では64・0％そして八〇歳代では90・7％という高率である（図34）。このようにして得られた各年代での有病率を一九九六年の人口構成に基づいて計算すると、五〇歳以上のわが国の女性（約二三五一万人）のうち八五六万人が骨粗鬆症と推定され、六五歳以上の女性（約一一一七万人）のうち七一九万人が本症と推定された。従来より骨粗鬆症患者は、男性も含めるとおよそ一〇〇〇万人近いことが漠然と推定されていたが、確かにそのくらい有病率の高い疾患で、高血圧症（約二〇〇〇万人）や糖尿病（約六〇〇万人）と同じくらいに流行している病気といえよう。

骨粗鬆症は全身の骨格に現われるものであるが、初期には海綿質の豊富な骨での進行が早い。すなわち脊椎や大腿骨頸部などがそうであり、骨粗鬆症による骨折もまた、これらの部位に多発する。いったい、骨粗鬆症に陥った脊椎はどのようになるのであろうか？

脊椎を縦に切断した時に見える断面は、図35に示されるように、外側を皮質骨が取り囲み、内部は豊富な海綿骨から成り立ってい

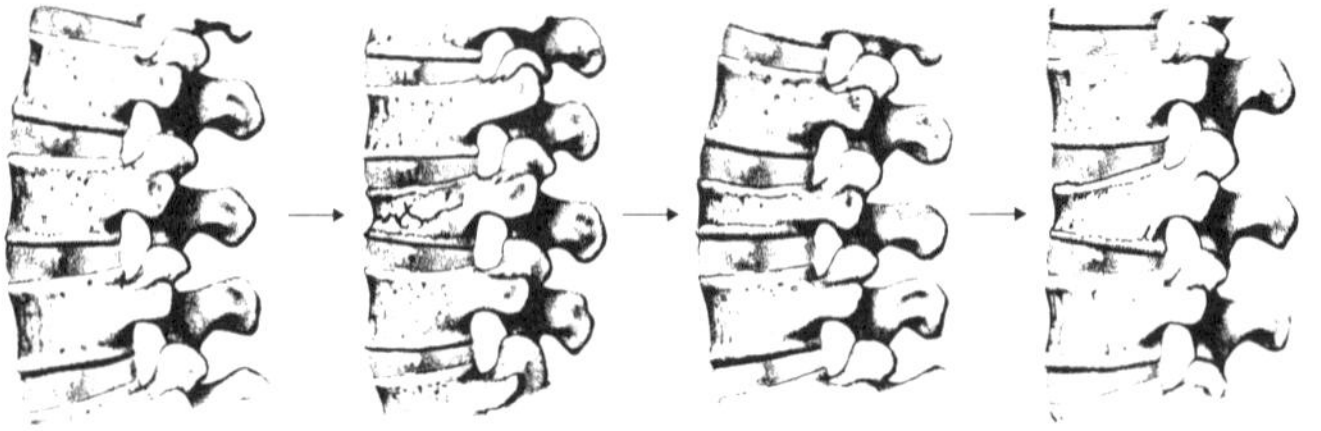

正　常　　　圧迫骨折　　　扁平椎　　　楔状椎

図36　骨粗鬆症による脊椎の変化

る。この海綿骨の構造を詳細に観察すると、縦と横に走る骨のスジ（骨梁）が密に交差し均一な濃度の海綿骨が保たれているのが正常である。ところが、骨粗鬆症、すなわちカルシウムが溶出し骨が吸収され細くなってゆく状態では、次第に横の骨梁が消失してゆき、縦の骨梁だけが目立つようになる。骨粗鬆症が進行して骨吸収が一段と激しくなると、縦の骨梁すら消失してしまい、ついには椎体内の海綿質での骨梁がほとんどなくなり、皮質骨つまり椎体の枠だけが細々と残ることになる。こうなると、しばしば脊椎は重みに耐えられず圧迫骨折を起こすことになる。骨粗鬆症に陥った脊椎では、このように正常な骨梁構造が消失するとともに、圧迫骨折やさまざまな変形を呈することになる（図36）。すなわち、椎体前縁部骨折による楔状椎や、中央部が陥凹《かんおう》した魚椎、さらには椎体全体が潰れた扁平椎などがある（ただし、これらの変形椎体は必ずしも骨粗鬆症だけに出現するものではない）。

　脊椎以外にも海綿質の豊富な部位、例えば大腿骨頸部なども骨粗鬆症によって特有の骨梁構造が徐々に消失してゆき、ついには転倒など、ほんの少しの外力で骨折を起こしてしまうのである。

大腿骨頸部骨折については、高齢化の進むわが国では年々患者数が増加している。一九八七年の全国調査では年間発生数が五万三〇〇〇人だったのに対し、一九九二年には七万七〇〇〇人となり、一九九八年では九万三〇〇〇人と著しい増加を示し、この骨折に関連するだけでも手術や薬物も含め年間二〇〇〇億円以上という膨大な医療費がかかっているのである。したがって、平均寿命が八〇歳を越えた日本女性での若い時からの骨粗鬆症予防対策はきわめて重要な問題となっているのである。

〈3〉硬い骨が余分にできる
——変形性関節症

◎変形性関節症

骨粗鬆症は、骨からのカルシウムが溶け出してゆき、骨が軟らかくなってゆくタイプの骨老化であった。しかし、骨の老化には、逆に余分な骨が形成されて骨が硬くなるタイプの老化も存在する。しかも骨が余分に形成されるために症状や障害は強く、昔から多くの日本人を悩ませてきたタイプの骨老化でもある。

このようなタイプの骨老化の代表的なものが、変形性関節症（Osteoarthritis）と呼ばれる疾患群である。変形性関節症も骨粗鬆症同様、複合的な要因によっている。基本的には生物学的な加齢現象と力学的負荷が二大要因ではあるものの、遺伝的素因や気候・風土といったものもまた加味されている。特に最近は遺伝子の関与について、例えば家族内発生がしばしば認められる原発性全身性変形性関節症などでは、コラーゲンに関する遺伝子の変異が発見されており、今後、より詳しく遺伝子の関与が明らかにされるであろう。

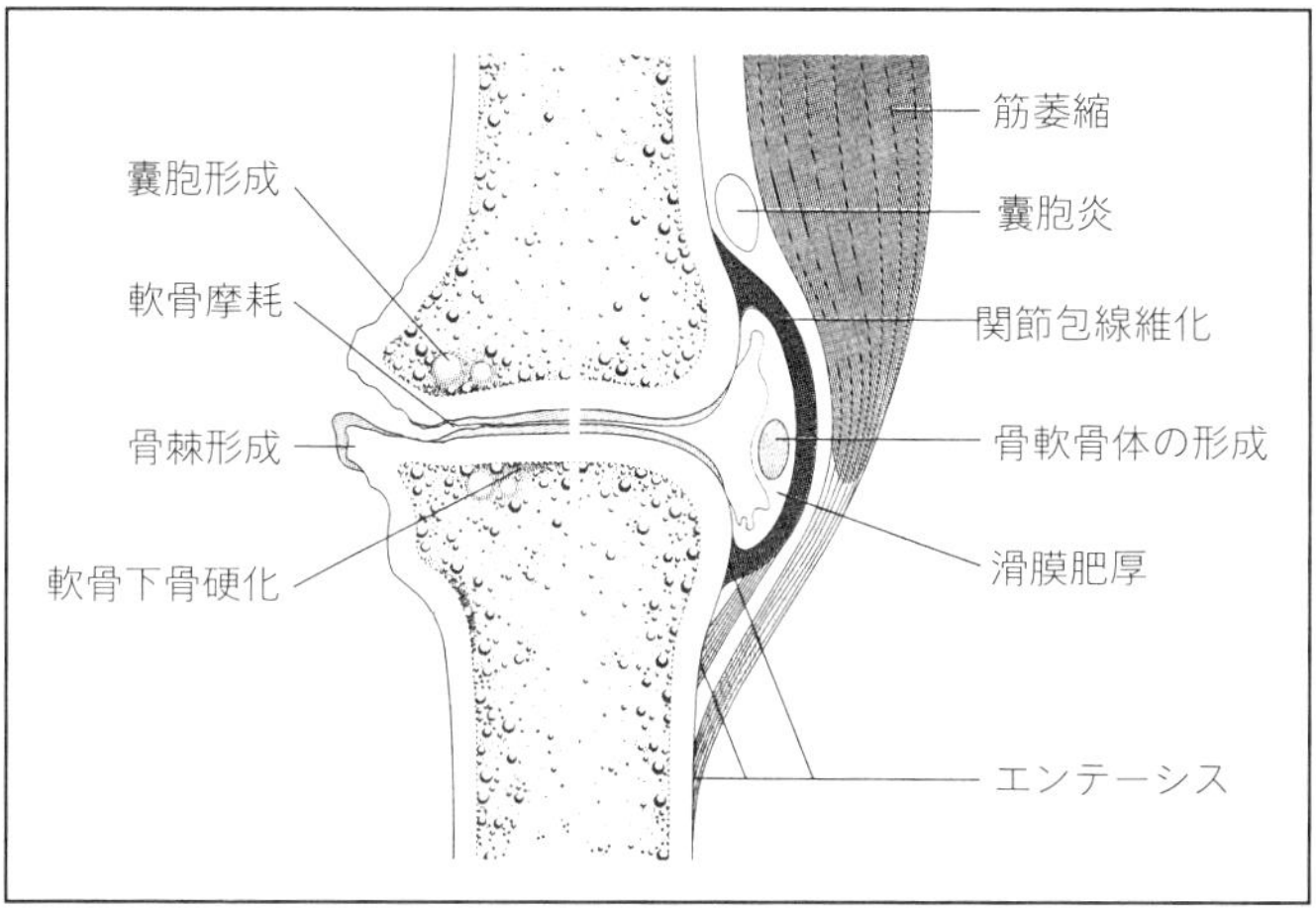

図37　変形性関節症による骨・関節部の変化
(Doherty：*Osteoarthritis*より引用，抜粋)

変形性関節症の病態（病気の状態）として最も重要なのは、関節を被う軟骨（関節軟骨）の変性と破壊である（図37）。さらに関節軟骨の病的変化に加え、関節を構成するすべての成分——滑膜、線維軟骨あるいは軟骨と接する骨（軟骨下骨）など——もさまざまな病態を示し、加齢にともなった関節全体の広範な病的変化と捉えることができる。ハイネ（Heine）による一〇〇〇例の解剖体による観察では、年齢とともに関節の老化は進行し、八〇歳くらいになると、ほとんどの関節が少なくとも半分程度は変化を受けている。なかでも体重の何倍もの荷重が加わる膝関節の罹患率は最も多く、六〇歳以上では75％以上の人に膝の変性が出現しているという。

このように、変形性関節症は全身のさまざまな関節に発症してくるのであるが、個々の関節における固有の機能や力学的負荷によって、その病態や進展の仕方などが異なっている。そのため上肢、下肢あるいは体幹支持機構としての脊椎など、個別に変形性関節症を考えてゆくことも大切である。具体的には、上肢では変形性肩関節症や変形性肘関節症であり、下肢では変形性股関節症と変形性膝関節症、そして脊椎では変形性椎間関節症のほかに、椎間板をも含む椎体部の変性、すなわち変形性脊椎症があり、これも重要な変形性関節症の一つといえる。

変形性脊椎症

脊柱の運動は、椎間板と後方の左右一対の椎間関節（滑膜関節）を支点とする三つの関節の複合によって行われている。したがって脊椎に関連する加齢や荷重負荷では、椎間板と椎間関節それぞれでの退行変性を考えなければならない。

ここでは特に脊椎における骨粗鬆症と対比する意味もあって、椎間板の変性を中心に、椎体部分に出現する退行変性、すなわち変形性脊椎症に焦点をあてて考えてみよう。

椎間板は上下を椎体に挟まれた位置で、ちょうど座ぶとんのように衝撃に対するクッション作用を営んでいる。正常の椎間板は中心部に髄核が存在し、その周りを、コラーゲン線維束が層板状・輪状になった線維輪が取り巻き、最外層に軟骨板が形成され椎体と接している。髄核は脊椎動物の進化上、脊索《せきさく》の名残をもつものであることは先に述べたが（Ⅲ-〈3〉参照）、これはムコ多糖タンパク質を中心として構成され、多量の水分を含んでいる。この水分量は若年者で約88%であるが、加齢とともに減少し、老年者では約七〇%となって、いわば〝干からびた〟状態となる。一方、線維輪の方も、一瞬一瞬の荷重負荷の積み重ねによるストレスを受け続けることから、加齢にともないコラーゲンの変性が生じて、線維の走行の異常や亀裂が生じ、ついに線維は断裂して、軟骨板における軟骨細胞の変性壊死《えし》へと進展し、椎間板全体の変性と破壊が進むのである。当然、このような変化は脊椎に対する、加重のストレスや運動などによる負荷の総量×時間によるところが大きく、

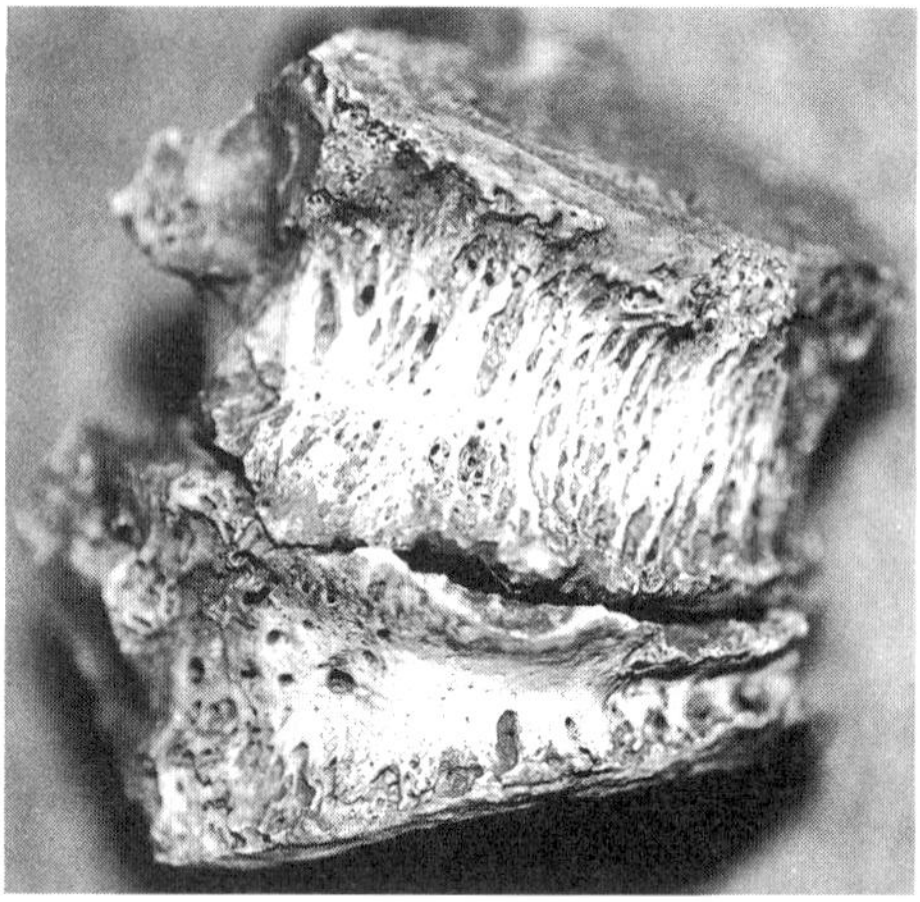

図38　骨棘形成をともなう変形性脊椎症
波状の粗雑な骨棘形成(上)と押し潰されて楔状に変化した椎体(下)

長期におよぶ重労働や激しい身体活動、過度のスポーツおよび外傷《けが》などが加味されれば、若年期においてもこのような椎間板変性が生ずることになり、年齢とともにそれは加速される。

このような椎間板の加齢にともなう変性や萎縮そして破壊により、本来の椎間板としての緩衝能（クッション機能）は減少する。このような椎間板の変化にともない、椎間のスペースはせばまり、椎体に大きな負荷をかけるようになる。それと同時に椎体相互の間を結びつけ、支持している靭帯にも異常な索引力がかかり、常に背骨の中心である椎体の辺縁に異常な加重と刺激が発生することになる。

その結果、椎体辺縁には異常刺激に対応するかたちで石灰化が促進され、骨棘と呼ばれる、棘《とげ》のような反応性の硬い異常な骨増殖が出現することになる（図38）。つまり変形性脊椎症の形態学的特徴は何かといえば、椎体辺縁の骨棘形成の存在である。

変形性脊椎症による骨棘の形成の程度はさまざまで、椎体辺縁のごく一部に米粒大の小さな骨棘ができるものから、辺縁のかなりの部分にわたり堤防状に形成されるもの、さらには辺縁の全周にわたり、火焔状のそして波状の巨大な骨棘が形成され、しかもそれは隣りあう椎体間で骨棘同士が骨性に癒合してしまうことすらある。

このような変形性脊椎症は特に最も強い加重のストレスを常に受けている腰椎で出現することが多い。実際の臨床上で腰椎から仙椎に出る変形性脊椎症では、腰痛や臀部痛など局所の痛みのほかに、脊椎のなかを通っている脊髄神経を骨棘が圧迫したりすることから、下肢に広く放散する痛み（神経根症状）や両下肢から会陰部へのシビレ感、そしてひどい場合には頻尿、残尿、便秘など、膀胱や直腸の働きにまで障害のおよぶことがある（馬尾症状）。

〈4〉骨の老化の時代的変遷
――縄文、江戸、…そして現代

◎骨の老化の時代変化

長寿世界一を誇る現代日本人では、骨の老化というと骨粗鬆症がその代表と考えがちであるが、必ずしもそうではなく、図39に示されるように変形性脊椎症（をはじめとする変形性関節症）もまた、加齢にともなう変化として高頻度に出現するものである。

この二つのタイプの骨の老化は必ずしも背反するものではなく、同一個体に共存することもそれほど珍しくはない。しかし、両者の間にはその優位性について時代的な変遷がみられる。すなわち、古人骨を観察していると、最もよく遭遇する普遍的な脊椎病変は変形性脊椎症である。縄文時代のような先史時代はもちろんのこと、江戸時代や明治時代という近代の日本人骨格資料にも、成人個体には多かれ少なかれ変形性脊椎症は出現し、特に下部胸椎から腰椎にかけてはよくみられる変化である。

図40は、筆者が調査した縄文時代人骨の腰椎二一〇個と江戸時代人骨の腰椎八四個、さらに大正から昭和時代初期の現代日本人腰椎四〇四個の三つの

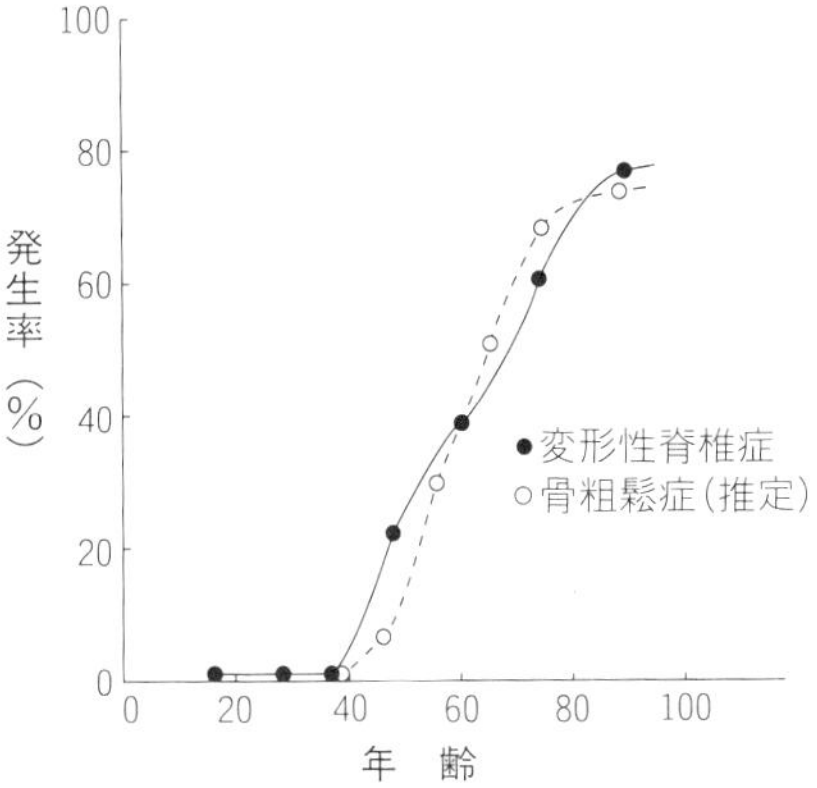

図39　変形性脊椎症の加齢による増加

群について、変形性脊椎症の骨棘の発達度の出現頻度を示したものである。縄文時代人骨では明らかに程度の重い骨棘の出現する割合が高いことが示されている。一方、現代日本人は骨棘形成のない腰椎の割合が高く、江戸時代はちょうどその中間となっている。なぜこのような変形性脊椎症の出現パターンが時代によって変化したのであろうか？　その大きな原因は、本症の成因から推定しても労働量や日々の身体活動量の違いに求めることができそうである。

縄文時代にあっては厳しい生活条件のなか、狩猟採集による身体活動は常に脊柱に対して過剰なストレスを与えていたのであろう。彼らの生計維持には相当にハードな日常労働が必要であったことが窺えるのである。

一方、私達現代人は機械文明を享受することで労働量は著しく軽減し、背骨にかかる負荷はとても少なくなっている。また栄養条件の改善や医学・医療の発達

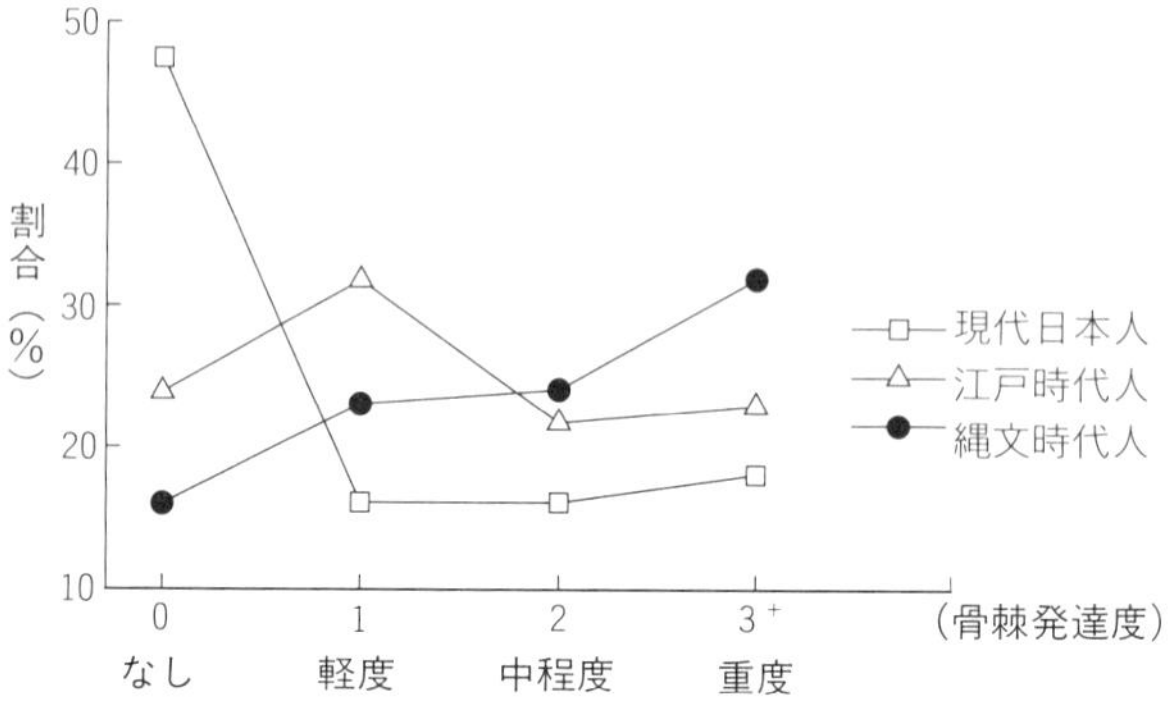

図40　時代別変形性脊椎症の骨棘発達度

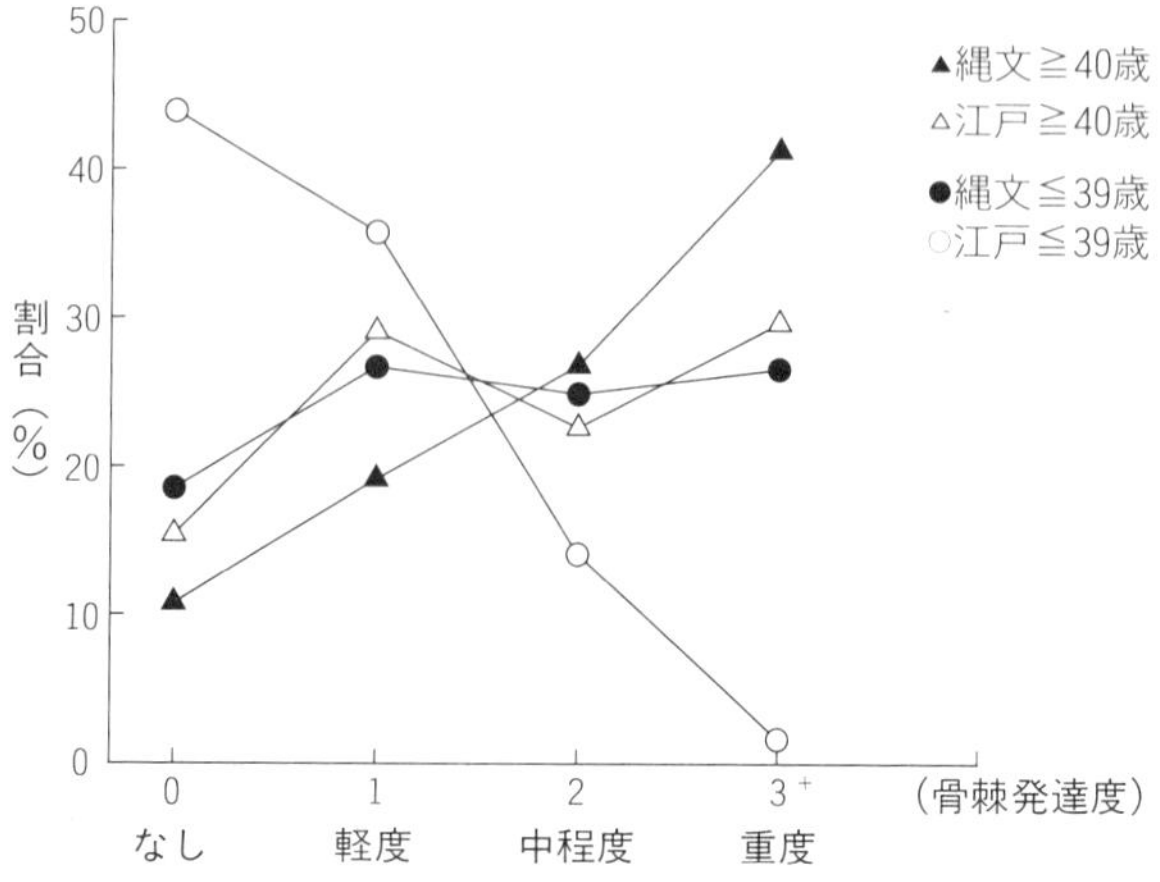

図41　時代別・年代別変形性脊椎症の骨棘発達度

により平均寿命も大幅に延びることになったが、しかし、先述のように生涯を通じてのカルシウム不足だけは依然として残っており、その結果、加齢にともなう骨老化は変形性脊椎症よりも、むしろ骨が軟化してゆく骨粗鬆症が優位になったのであろう。

変形性脊椎症の出現の時代的変遷から読み取ることのできるもう一つの現象は老化のスピードに大きな違いがあるということである。先程と同じ三つの人骨群の腰椎資料で、年齢層を四〇歳以上の群と三九歳以下の群の二つに大きく分け、それで縄文時代人と江戸時代人の変形性脊椎症の出現頻度を比較したものが図41である。図からも明らかなように、縄文時代人の三九歳以下（平均約三五歳）の群での骨棘の発達度あるいは重症度の出現パターンは、江戸時代人の四〇歳以上（平均約四五歳）の群での出現パターンと、まったく同じ傾向を示していることである。ついでながら、縄文の四〇歳以上の群と江戸の三九歳以下の群ではまったく逆のパターン、すなわち老年縄文人では変形性脊椎症が高頻度であり、若年江戸人ではそれが著しい低頻度となっていることである。

縄文時代から江戸時代に至る間に、平均寿命は約一五歳から約四〇歳へと約二五年も伸展したと推定されている。このような変形性脊椎症による骨棘形成パターンからみる限り、肉体労働量は少なくとも生涯で約一〇年間分、すなわち縄文時代人の三五歳が江戸時代人の四五歳に相当する程度の軽減が生じたのであろう。

これが現代日本人となると、どの年齢層にあっても江戸時代の三九歳以下の群の出現パターンに類似してくるわけで、いわば変形性脊椎症で表わされる骨の老化という面では、縄文人は現代人に比べ三〇年以上も早くに老化が出現していたことが窺われるのである。

また、脊椎以外での老化、例えば歯の磨滅（咬耗）などをみても、現代人に比べ、縄文人の磨り減り方は尋常ではなく、若い時からエナメル質が完全に摩滅して象牙質が大きく露出することや、著しく進展する変形性肘関節症や膝関節症など、日々のハードな労働による身体各所の酷使が原因と考えられる老化現象が若い時から出現していたわけで、彼らの厳しい生存条件や日々の苦労が偲ばれる。

ドイツのヴォーゲル（Vogel）らも、九〇〇年ほど前に埋葬された住民の骨格資料から、骨盤を構成する腸骨の一部を切り出した骨標本を調べたところ、加齢にともなう骨量の減少が認められ、その程度は現代人にみられるよりも著明な減少を示しており、いわば骨の老化の進行が早かったことを明らかにしている。

◎ミクロレベルの視点から――「歪み感知機構」

最近、このような病態の異なる二つの骨の老化に対して、本質的には骨量と骨形態には、力学的刺激によって制御され、両者の間は一定範囲内で変動し、トータルとして維持される恒常《ホメオスタティック》的な機構が存在しているとする理論が提唱されている。このような骨量と骨形態のホメオスタシスを担うのは骨組織に埋没した骨細胞と、骨組織表面に存在する骨芽細胞との連結体であり、これが力学的変動による骨組織の破壊防止のためのミクロレベルでの「歪み感知機構」として想定されているのである。

この理論では、日常生活において力学的な負荷が低下すると、骨組織の歪みは小さくなる。骨組織の歪みが一定の閾値《いきち》以下になると、吸収される骨組織の量が形成される量より多くなり、組織量が減少し構造も弱くなり強度が低下する。強度が低下すると、低下した負荷に対しても歪み量は増加して閾値内のレベルに回復する。

一方、力学負荷が増加し、歪みが一定の閾値以上になると骨の形成量は吸収量を上回り、骨の組織量は増加し構造は強化される。強度が増加すると、増加した力学負荷に対する歪み量は減少し、閾値内のレベルにまで回復することになるという、いわば、ヤジロベエのような骨量と形態のバランスについての仮説なのである。

このような骨量―骨形態間のホメオスタシス理論によれば、骨の関節の老化の二つの異なった疾患、つまり、骨粗鬆症と、変形性関節症や変形性脊椎症は次のように説明ができそうである。

変形性関節症や変形性脊椎症では、関節や椎間板の近くの骨組織で感知する歪みの閾値が部位によって異なった状態と考えられる。歪みを感知する機構の感度が低下し閾値が増加した部位では、吸収される組織量が形成量を上回り、局所的には骨組織が欠損し骨囊胞を作る。感度が増加して閾値が低下した部位では、骨の組織量が増加して硬化性となり、さらに骨棘ができたり、靭帯にまで骨化が伸展するということになる。まさに変形性脊椎症にみられる症状であることはすでにお気付きであろう。

一方骨粗鬆症は、全身の骨組織において歪みを感知する機構の感度が一様に低下した状態と考えられる。骨組織の歪みを感知する能力が全身的に低下すると、骨組織全体において吸収量が形成量を上回り、骨の量と構造は歪みやすくなるように改変され、強度が低下する。女性ホルモンや副甲状腺ホルモンなどの骨代謝関係ホルモンはこの骨細胞・骨芽細胞連結体による「歪み感知機構」を維持しているが、加齢変化によるこれらのホルモンの消失、増加によってこの「歪み感知機能」は低下するのではないかと考えられるのである（中村利孝、一九九九）。

◎マクロレベルの視点から――「自己家畜化現象」

一方、ヒトの進化というマクロレベルの視点でみた場合、骨粗鬆症は、ヒト特有の文化的背景もまた加味されるかも知れない。

先に述べたように骨の老化の様子は時代によってずいぶんと異なっている。もちろん、平均寿命に著しい差のあることや、労働形態や労働量が大きく異なっていることから、骨老化のありようは時代によって異なるのも当然であり、その比較は単純ではない。しかし、それにしても今日のわが国において激増する骨粗鬆症の背景には、種の限界寿命へのあくなき挑戦を続けて止むことのない人類に内在する必然的で不可避な要因を考えておかなければならないと思われる。

人類進化、特にここ一〇〇年ほどの急激で特殊な現代文明の発展とヒトのあり方の変容は、「自己家畜化現象」と呼ぶにふさわしい様相を呈している。骨の老化もまたこの現象とは無縁ではない。

「自己家畜化現象（Self-domestication）」という概念は、一九三〇年代にアイックシュテットなどドイツの人類学者によって、人類進化の特殊性を説明するために提出された概念である。例えば、イノシシが家畜化されてブタになる過程で咀嚼器官が短縮するが、サルから人類が進化する時にも同じことが起きているというのである。その他、少ない体毛、厚い皮下脂肪、形態の著しい地理的多様性なども野生動物よりも家畜にみられる特徴とされた。そして、人類は自ら作り出した文化環境によって自己をあたかも家畜のように変えてしまったのだと説明された。この概念は人類進化の説明原理としてはきわめて古めかしいもので、とても現在の生物科学の評価に耐えうるものではない。

しかし、その根底にある、「人類は文化によって特別な環境条件を生み出し、それに依存して進化してきた特殊な動物である」という意味での自己家畜化という概念は、現代文明下の人類と疾病を含めた概念規定のための隠喩《メタファー》として重要である（尾本恵市、一九九七）。

ここでいう人類の文化とは、「遺伝ではなく学習によって習得され、集団の成員に共有され、世代を越えて伝えられる生活と行動の様式およびその基礎となる価値体系」であり、特にヒトの場合、言語を媒介にしてきわめて複雑な内容の文化が学習・伝達され、また社会の規範となる価値判断が集団の生活と行動の様式を規定する点で特異となっている。このような文化特性をもつヒトは、他の動物と比べて一つの重要な相違点が、進化の途上で次第に顕著になってきた。それは、進化が進むにつれて自らの文化によって作り出された環境条件に適応する能力が次第に増大し、ヒトの段階になってからはそれが決定的に重要になったということである。

衣・食・住の技術的発達によって、ヒトは他の動物に比べて自然淘汰の脅威から大幅に免れてきた。しかし、これによってヒトは、「負のフィードバック」によるホメオスタシス、すなわち恒常的な平衡状態の維持という自然界の大原則から逸脱を始めたのである。

生命現象の基礎には、分子から細胞、個体、さらに集団に至るまで常に負のフィードバックが働いていて、さまざまな平衡性が保たれている。逆に、もし本来的な原則が壊れて「結果」が「原因」に促進的に働く「正のフィードバック」になったら、一般の生物では細胞であれ、個体であれ、その集団であれ、ある一定方向へ際限のない増殖を続け、やがてある臨界点に達した後、急速に破壊へと向かうことになるだろう。それはあたかもガン細胞が無制限・無原則に自己増殖を続け、個体の破壊を導くようにである。

オーストリアの有名な動物行動学者コンラート・ローレンツは、すでに早い時期からこのような人類における正のフィードバック現象を看破し、現代人がいかに自然界の法則からかけ離れた存在になっているかを示し、近未来に対する不安を警告している。

実は、このようなヒトが自ら創り出した文化的環境の究極のかたちである文明の下で、四〇〇万年以上もの長い長い進化の歴史のなかで、ヒト本来の（骨の）形態にはありえようもなかったさまざまな形態変化が、ここ一〇〇年あるいはたかだか数十年というわずかな時間に生じている。その好例が特に現代日本人にみられる著しい歯と顎骨《がっこつ》の不調和と変形である。その原因は最近の食物変化にあり、今の子供達の食物が（カルシウム不足はさておき）あたかも家畜の飼料のように軟らかく、また画一的であるという意味で、この自己家畜化というメタファーは成り立つ。

同じことが骨粗鬆症という骨軟化型の骨老化にも当てはまるかも知れない。かつての日本人は平均寿命が短く、農耕民族特有の労働形態と労働量の大きさもあって、骨老化としては変形性脊椎症を代表とする骨硬化型の老化が一般的であった。それが衣食住のすべてにおいて利便性・簡便性が促進され、労働量は著しく軽減し、(さらに日本人の場合本質的に低カルシウム摂取民族であることが重なって) 骨粗鬆症こそが今日を代表する日本人の、あるいは人類全体の骨老化となった、といっても過言ではない。

今後、人類の自己家畜化が続くのであれば、骨粗鬆症はますますその流行の度を強め、本症にともなう骨折は激増してゆくことが明らかである。

英国の生物学者ジュリアン・ハクスリーは、進化の最も究極的な段階として、ヒトが自己の進化を規制できるようになった時にはじめて可能となる、いわば「自己規制する進化」を挙げている。

筆者も同感である。我々の骨の健康や健やかな老化は、いかにライフスタイルにおける自己規制あるいは保健行動の自己実現が可能であるか否かにかかっている。言い古されたことではあるが、自分で自分の骨を守り育ててゆくには、カルシウム摂取やこまめな日常の活動や運動が必須である。しかもこのような正しい知識を促進し、衆知させ、実現可能な手立てを提供してゆくことは、我々研究者の使命であるとともに、さらに世代を越えて親が子へと伝えてゆくべき使命なのである。

Japanese Paradoxとも言われるように、これまでの日本人は、特有のライフスタイルの寄与もあって、大腿骨頸部骨折は欧米人よりもはるかに少なかった。しかしこのまま自己家畜化的な骨の健康に関する退縮状況が進行するならば、いずれは欧米と変わらぬぐらいに骨折頻度は増加し、社会的負担を増大化することは必常である。利便性と経済性のみを追い求める現代文明の行き過ぎと骨の脆弱化に、正のフィードバックがかからぬよう、もう一度大きな視点で骨粗鬆症を考えなければならないと考えている。

いずれにしても骨格系の老化に関係する二つの疾患——一つは青壮年期に早くも発症し、局所的であり、硬化反応が主体となり、動物種に広く認められるタイプであり、もう一つは全身的に発生し、骨は軟化し、高齢期あるいは後生殖期に顕性化するという、ヒト特有な文化的背景をもつ骨老化のタイプ——の人類進化における相互の関連性とその意味付けについては、まだまだ議論の余地がありそうである。しかし、いずれにせよ、両疾患は現代日本の高齢者において相当に高い頻度で認められ、なおかつ両疾患ともその痛みや機能障害によって、長寿を手に入れた私達の高齢期のＱＯＬ（生活の質）やＡＤＬ（日常生活活動能力）を損なうことにおいては何ら変わりはない。いわば糖尿病や脳卒中、あるいはガンといった若い時からの生活習慣に根ざしている疾病群（生活習慣病）と共通した中高年者の病気ということがいえる。

しかし、幸いにも私達がこの非致命的な骨老化の二大疾患を予防する手立てをよく知っていることは大きな意味がある。それは保健行動における自己規制ともいうべきもので、若い時から、骨の健康を意識し、適切な運動や、日々のこまめな運動をいとわず、カルシウム不足にならないよう心掛けることである。

二一世紀は、日本だけでなく、アジア全体がそして世界のすべてが高齢社会へと向かってゆく。骨と関節の老化予防が最も重要な時代を迎えることになる。自分の健康とすこやかな老化は自分の努力でしか築くことはできないのである。今一度自分の骨の大切さに思いを馳せてほしいのである。

V

「骨の日常活動」についての報告書

四億年以上も昔に現われた最初の脊椎動物以来、内骨格を中心とする基本設計を頑固に維持しながら、今日、五万種以上におよぶ多様な形態と分布を示す脊椎動物群が繁栄している。どの種類の脊椎動物であれ、脊椎動物としての固有の形態と機能を保つための遺伝的な機構が備わっている。骨格系についても、その発生、成長、老化などの種固有の基本的情報は、DNAによって正確に受け継がれている。

ここでは遺伝子により決定された骨の基本的構造や生涯にわたる「骨の日常活動」、それは、骨特有の細胞による形態と機能による生命活動なのであるが、そのあたりを紹介してゆこう。

〈1〉骨を設計する遺伝子
——Hox《ホメオボックス》遺伝子とは

共通の遺伝子群

広い海洋を高速で泳ぐマグロの子供はマグロに、中世代白亜紀に跋扈《ばっこ》していたティラノサウルスやトリケラトプスなどの恐竜の子供は恐竜に、そして文明を築き繁栄を続け（ているようにみえ）る我々ヒトの子供はヒトにというように、生物はそれぞれ親から子供へと特徴ある形質を受け継ぎながら、連綿と生まれ育ってゆく。このようにさまざまな形質が親子や同一種内で類似する原因は、すべて遺伝子あるいはその本体となるＤＮＡによることはすでに広く知られている事実である。

ところで、先に挙げたマグロや絶滅した恐竜、あるいはヒトなどのすべての脊椎動物は、先の生物進化のところ（Ⅲ-〈4〉）で述べたように、リン酸カルシウムを主体とする内骨格性の脊柱を有することが、最も基本的で共通な形質である。では、果たしてこの脊柱という共通性をもつ脊椎動物には、脊椎動物としての共通の遺伝子というものがあるのだろうか？

答えはイエスである。驚くべきことに、最近の分子進化遺伝学研究の飛躍的な進歩から、全脊椎動物はもちろんのこと、脊椎動物に最も近いと考えられる無脊椎動物のナメクジウオ、さらには無脊椎動物であるショウジョウバエまでもが、各々の個体発生途上で、よく似た共通の発現様式や機能をもつ遺伝子群をもっていることが明らかにされたのである。それは「ホメオボックス遺伝子」（Ｈｏｘ遺伝子と略す）と呼ばれている一群の遺伝子群で、このＨｏｘ遺伝子こそが、体のどの部分に何を作るかという基本的設計を決めているのである。例えば、動物は一般に発生過程で前後の基本軸、すなわち頭と尻尾までの体軸が確立していたり、あるいは体節と呼ばれる分節構造をもっていたりすることがあらかじめ決められている。この最も基本的な形態の形成に関する遺伝情報が、このＨｏｘ遺伝子に組み込まれているのである。

ヒトの場合、Ｈｏｘ遺伝子はいくつかの異なった染色体に存在し、Ｈｏｘ Ａ、Ｈｏｘ Ｂ、Ｈｏｘ Ｃ、Ｈｏｘ Ｄの四つの群《クラスター》にまとめられている。

一方、無脊椎動物のナメクジウオでは、ヒトを含む脊椎動物とよく似たＨｏｘ遺伝子クラスターを一個だけもっていることが明らかにされている。このことから、おそらく、元来一個だけであったＨｏｘ遺伝子クラスターが脊

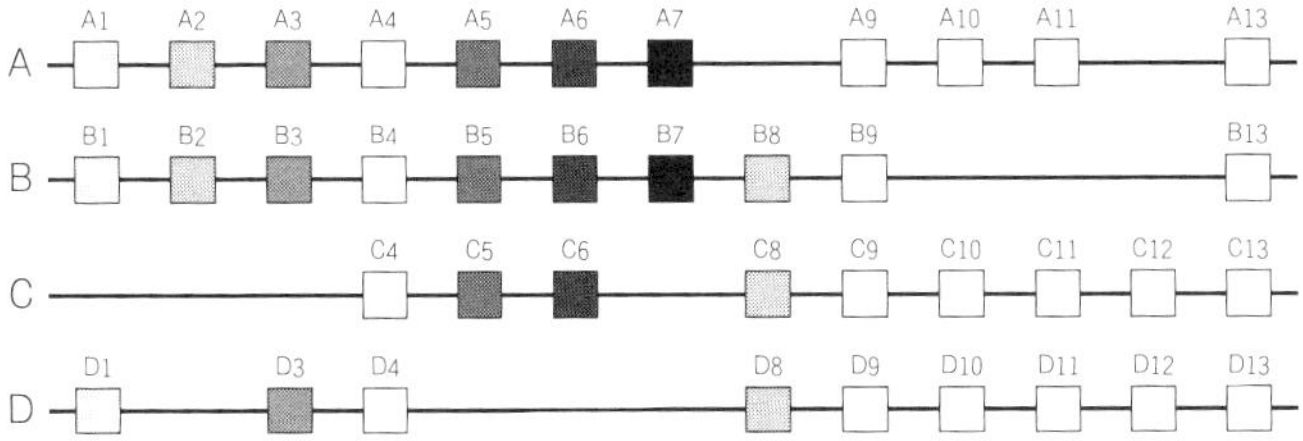

図42　哺乳類のHox遺伝子の構成

脊椎動物の祖先は元々Hox遺伝子が13個からなるたった１つのクラスターしかもっていなかったと推定されている。それらに，重複が起きたり，個々の遺伝子に欠失が生じたりして，哺乳類では合計４つのクラスター（Hox A，Hox B，Hox C，Hox D）が，形成されたのである。図中の同じ番号の四角（遺伝子）には明らかに相互に関連性があり，骨格の発生などに協調的に働くHox遺伝子である。

椎動物の進化過程のなかで、重複や複製が幾度か起こって、現在の四個のクラスターが形成されたと考えられている（図42）。

遺伝子の進化

一般的に長い進化の途上では、遺伝子に関しても大きな変化が起こるものである。我々ヒトのゲノム（一つの細胞中の遺伝子の完全なセット）には三〇億もの塩基対が存在しているが、それらのうち遺伝子として活用されているものはわずか3％以下であると推定されている。残りの97％以上は、一部は調節領域として働いているものの、大部分は無機能領域《イントロン》となっていて、どのように機能しているかまったく不明な、がらくた《ジャンク》DNAと呼ばれるものなのである。

しかも、このジャンクDNAは哺乳類などの高等生物になればなるほど、その割合が大きく、逆に大腸菌などの比較的単純で原始的と考えられる生物では、非常に少ないか、あるいはほとんど見当たらない。これは、元来、原始的生物では有効かつ最小限の情報を有するDNAだけであったものが、進化の過程で遺伝子の重複や突然変異が何度も生じたためと思われる。新しい機能を獲得したDNAがその後も生き残った一方では、機能を喪失したDNAの方はそのまま、あるいは多少の変異を生じながらも遺伝子中に数多く取り残され、ジャンクDNAが蓄積したものと考えられている（図43）。

例えば機能を喪失した遺伝子の例として、ビタミンCの合成に関する酵素を作る遺伝子がある。一般的に動物は広くビタミンCを自分の体内で合成する能力をもっている。例えば哺乳類をみてみると、イヌやネコ、ウシ、ネズミなどはみな体内でビタミンCを合成している。しかし霊長類はすべてビタミンCを合成できず、外界からの主としてフレッシュな野菜から補給している。この理由として、進化の途上、原始的な霊長類の段階で、ビタミンCの合成に必須のグルノラクトン酸化酵素というタンパク質を合成するDNAに

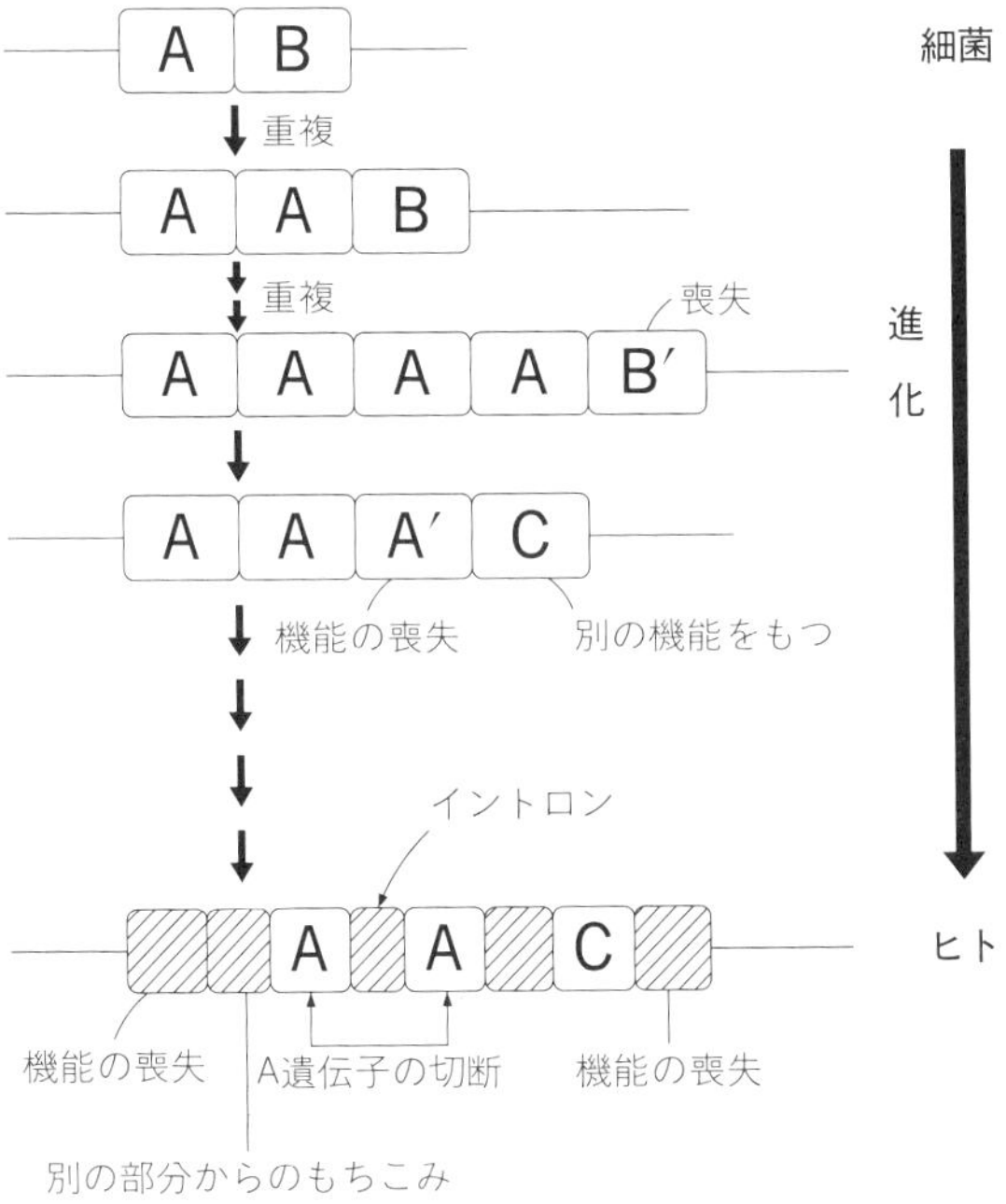

図43　遺伝子の進化の起こり方

突然変異が生じたために、この酵素を作り出せず、したがってビタミンCを合成できない動物になったと考えられている。おそらく、現在の我々のDNAのなかには、かつてビタミンC合成に必須であったグルノラクトン酸化酵素を作り出す塩基配列が、形を変えて存在しているはずであるが、それはすでにイントロンに含まれるジャンクDNAとなってしまったものであることがわかっている。

このような点を考えると、発生の過程で脊椎動物の基本設計

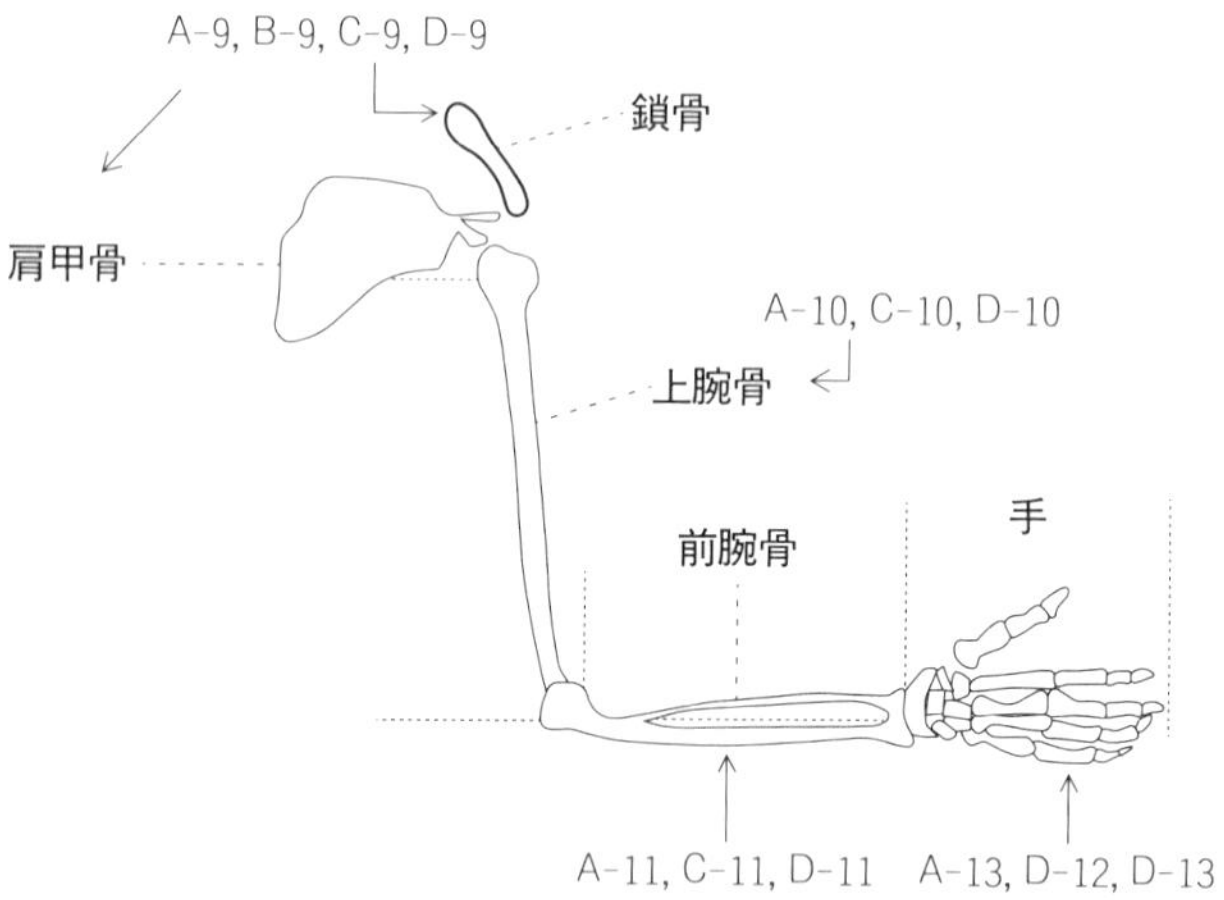

図44　上肢の形成過程におけるHox遺伝子発現と制御

を担うという重要な役割をもつＨｏｘ遺伝子は、進化の過程にあってもその配列がきわめてよく保存され、脊椎動物という屋台骨を支えてきたものと考えられているのである。

例えば上肢について、具体的なＨｏｘ遺伝子による骨形成の発生過程をみてみよう。このような遺伝子と形態発生の関連が明らかとなったのは、近年、特定の遺伝子機能を過剰発現させたり、あるいは欠損《ノックアウト》させたりして、いわば人工的に動物を作製する技術が飛躍的に進歩したことによっている。

上肢についてみると、肩甲骨と鎖骨という上肢帯では、図42のＨｏｘ Ａ、Ｂ、Ｃ、Ｄの九番目遺伝子が、上腕骨ではＨｏｘ Ａ、Ｃ、Ｄの一〇番目が、そして前腕骨（橈骨《とうこつ》と尺骨《しゃっこつ》）にはＨｏｘ Ａ、Ｃ、Ｄの一一番目遺伝子が、それぞれ骨形成に関与している。また肢先部にはＨｏｘ Ａ13やＨｏｘ Ｄ12と13などが深く関与していることが明らかになっている（図44）。

〈2〉骨の破壊と再生

◎軟骨と骨

およそ骨に関係する組織には大きく分けて二つある。一つは軟骨組織であり、もう一つは骨組織である。いずれの組織も脊椎動物の出現以来の古い由来をもっている。かつては骨は軟骨から進化上分化してきたものと考えられていたが、III-〈1〉で述べた原始的脊椎動物である甲冑魚の甲羅には、すでに「アスピディン」と呼ばれる明らかに軟骨組織とは異なる原始的骨構造が存在しており、おそらく、骨は軟骨よりも系統発生的に先行して出現した組織ではないかと考えられるようになった。この仮説は、後で述べる骨化（骨が形成されてゆくこと）の方式に二つの種類のあることなどからも支持されている。

軟骨組織は、軟骨基質と呼ばれる特有のゲル状の線維間質のなかに、軟骨細胞が配列されている組織である。軟骨基質の成分の差によって、硝子《ガラス》軟骨、線維軟骨、あるいは、弾性軟骨などに分類されている（表6）。

骨組織も軟骨組織と同じように細胞の成分と基質から成り立っている。し

表6　軟骨の分類

名　称	主な所在	性　　質
硝子《ガラス》軟骨	関節軟骨，肋軟骨，気管支軟骨	・無構造，半透明でガラス様にみえるのでこの名がある ・コラーゲン線維などが含まれている。軟骨中最も硬い
線維軟骨	椎間軟骨，恥骨結合の軟骨	コラーゲン線維が豊富に含まれている。ガラス軟骨より軟らかい
弾性軟骨	耳介，外耳道	弾性線維が多い。軟骨中最も軟らかい

かし、骨組織の場合には基質が濃密なカルシウム塩で構成されるために著しく硬いことが特徴である。

骨に関する三つの基本細胞

骨組織は大きく分けて次のような三種類の細胞に区別される。いずれも骨の代謝を考えるうえで大変重要である。

〈骨細胞(osteocyte)〉

骨細胞は、いわば完成された骨組織において、周囲を骨基質に囲まれた小さなスペース（骨小腔）のなかに生きている。その形状は扁平な楕円形で多数の突起をもっている。骨細胞は、もう一つの骨芽細胞が自分の周りに骨基質を作り続けた結果、最終的に小腔内に残ったものである。

〈骨芽細胞(osteoblast)〉

骨芽細胞は、「骨の破壊と再生」という骨の基本的な代謝において、いわば司令官のような重要な役割を担っている。骨芽細胞は元来、休止期骨芽細胞として骨を包む骨膜下に扁平な状態で眠っているものである。これに何らかの刺激が加わると、扁平だった骨芽細胞は立方化し、さまざまな因子を活性化して、骨の破壊と再生を支配することになるのである（図45）。

さらに骨芽細胞の重要な役割は、（破骨細胞によって破壊された部分に）新しい骨を形成することである。具体的には、骨芽細胞がアミノ酸や糖そしてカルシウムやリンなどの無機質を細胞内に取り込むことで骨形成が始まる。

カルシウムやリンは、骨芽細胞内にあるミトコンドリアに取り込まれ（石灰化の核ともなる基質小胞を経て）、ハイドロオキシアパタイトと呼ばれる結晶構造が沈着して石灰化が進行し、骨が出来上がってゆくのである。

〈破骨細胞（osteoclast）〉

破骨細胞は読んで字のごとく、骨を破壊する細胞である。骨も他の臓器と

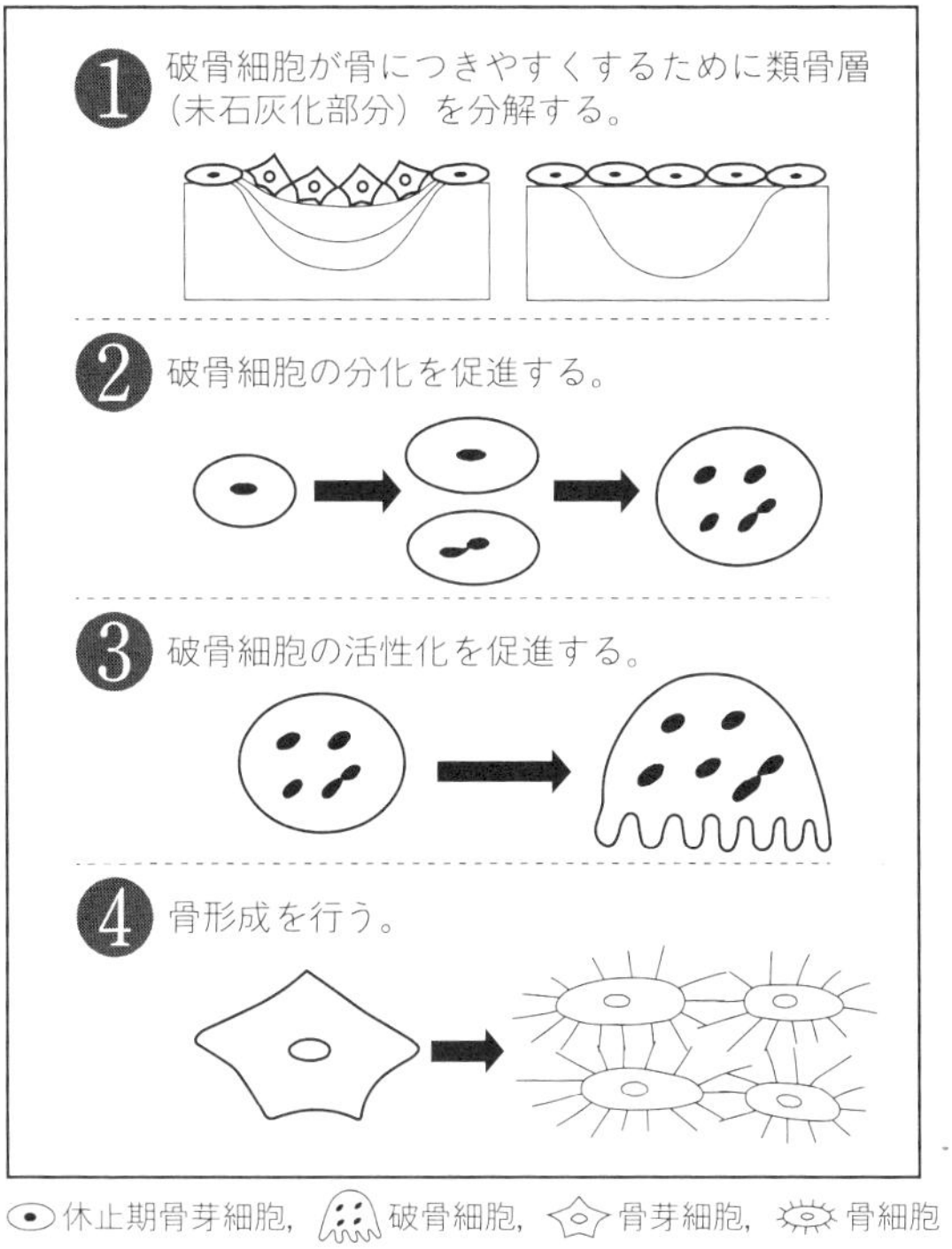

1 破骨細胞が骨につきやすくするために類骨層（未石灰化部分）を分解する。
2 破骨細胞の分化を促進する。
3 破骨細胞の活性化を促進する。
4 骨形成を行う。
休止期骨芽細胞，破骨細胞，骨芽細胞，骨細胞

図45　骨芽細胞の役割（東京都老人総合研究所，1998）

同じように新陳代謝を繰り返しているが、いわば古くなった骨の破壊を担う大事な細胞である。形態学的には、複数の核をもつミトコンドリアに富んだ巨細胞である。破骨細胞は、血液から血管外へ遊走してきた単球が変化して前破骨細胞となり、最終的には実際の骨破壊を起こす活性型破骨細胞へと変化するものである。このような活性型破骨細胞への変化は、インターロイキン1や6などの

生理的活性物質《サイトカイン》、あるいは副甲状腺ホルモンや女性ホルモン（エストロゲン）などによるコントロールを重層的に受けているのである。

活性型破骨細胞の特徴は、実際に骨に接着して溶かしてゆく面に、刷子縁《ラッフル・ボーダー》と呼ばれる波状の小さな突起をもつことである。このラッフルボーダーから分泌される、カテプシンなどの骨を溶かす酵素によって骨破壊が進行する。骨破壊により、骨からはカルシウムイオンやコラーゲンの切断片などが出てくるが、それらは、血管から遊走してきたマクロファージによって吸収され、骨にはきれいな吸収の痕跡（吸収窩）が形成されることになる（図46）。

破壊と再生のメカニズム

骨に関与する細胞は基本的には、骨細胞、骨芽細胞、そして破骨細胞の三種類であるが、それらは常に破壊と再生を通じて活発に代謝している。その基本的な様子をまとめてみると以下の通りである。

まず血管から原始的な破骨細胞（前駆体）が出現し、さまざまな刺激を受

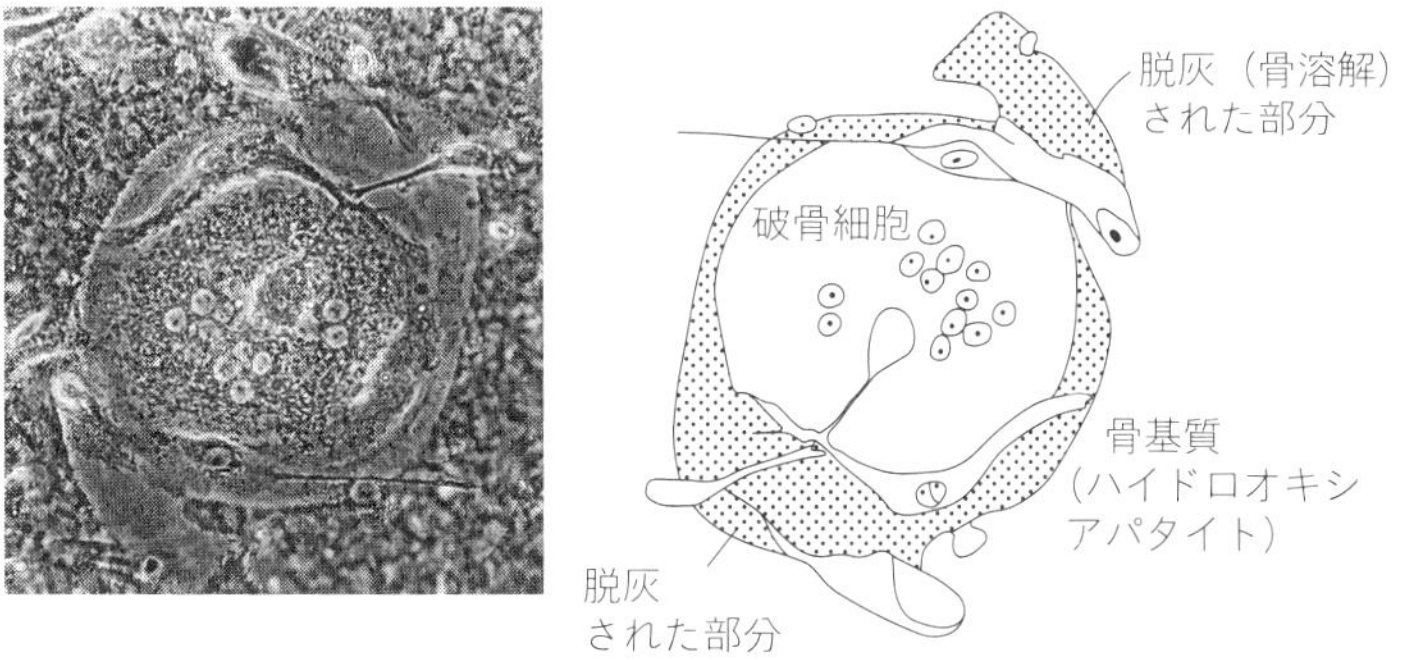

図46　破骨細胞による骨吸収（吸収窩）
（東京都老人総合研究所栄養学部門・腰原康子室長の提供）

けて成熟した破骨細胞となる。この破骨細胞はいわば古くなった骨を破壊、すなわち骨内カルシウムを溶出していく。これを骨吸収ともいう。

破骨細胞により破壊されてできた空隙《ラクーネ》には、骨芽細胞が出現して一列に並び、新たにそこで活発にカルシウムを取り込んで、骨芽細胞の周囲（吸収空隙）に骨を形成していく。やがて骨芽細胞自身は、新生した骨に囲まれ活動が静止して、骨細胞となるのである（図47）。

このような一連の骨の細胞による活動、すなわちこれはカルシウムという生体に必要不可欠な物質の代謝でもあるのだが、このような一連の代謝はすでに述べたように、すべて体内のいくつかのホルモン、すなわち、骨破壊を抑制し骨形成を活性化させるカルシトニンやエストロゲン、逆に骨破壊を進行させる副甲状腺

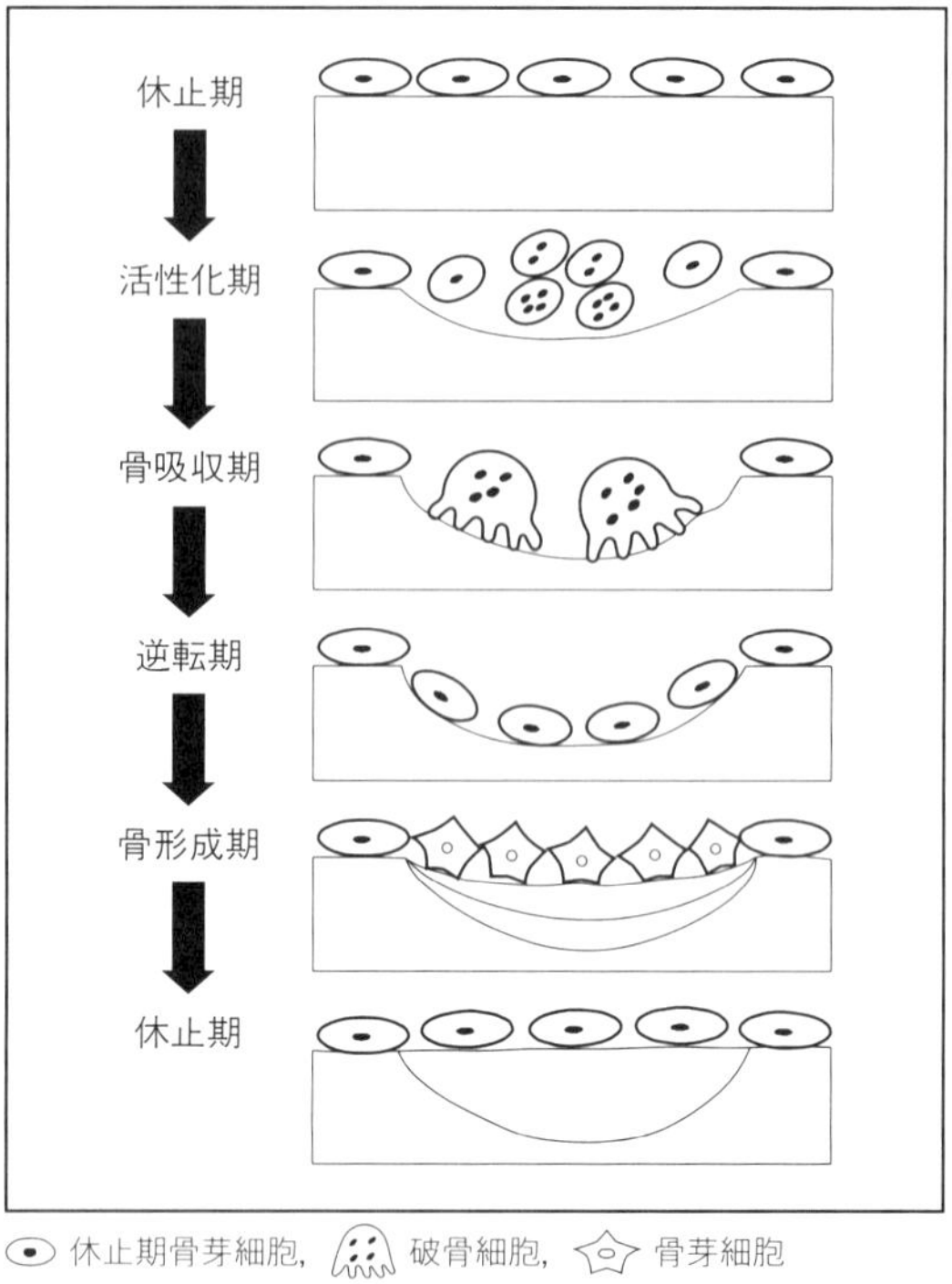

図47　骨の破壊と再生（リモデリング）

ホルモンなどによって調節されているのである。

骨は、このように複雑な調節系によって微妙にコントロールされながら、一生代謝しつづける。破骨細胞による骨吸収と骨芽細胞による骨形成のバランスによって、毎日毎日作りかえられているのである。このような骨組織の調和した維持を、骨の「破壊と再生」、すなわちリモデリング（remodeling）と呼んでいる。生体の生理的に健康な

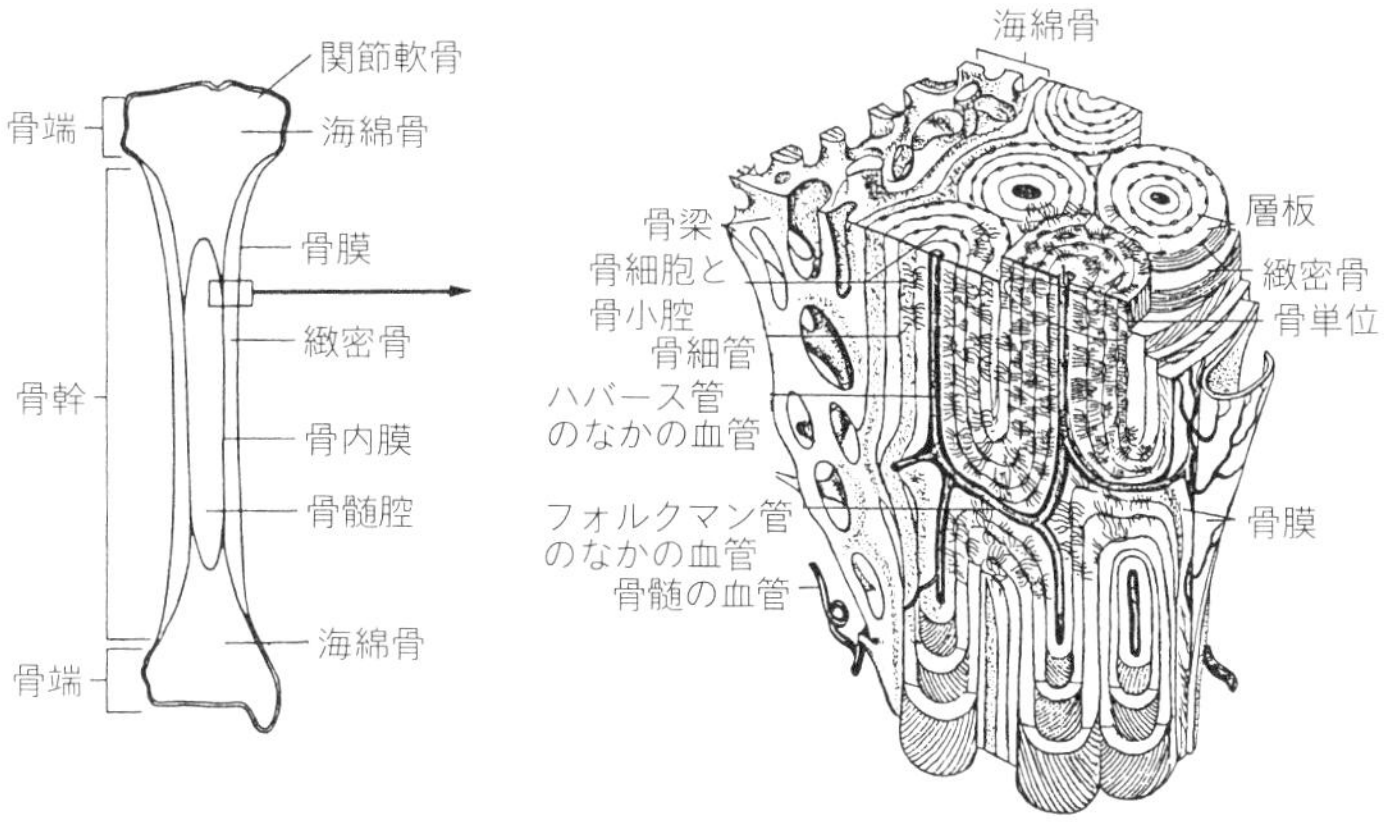

a.肉眼的構造　　b.微細構造

図48　骨の構造
（Anthony & Thibodeau：1979）

状況下では、このような一瞬一瞬のリモデリングを自覚的に認識することはまずないといってよかろう。しかし、骨の病的な状況下では、このリモデリングに異常をきたすことによって異常な破壊や形成が行われ、最終的に骨の形態学的な異常が起こるのである。

骨組織のうち細胞成分以外を骨基質という。それは微細な膠原線維（コラーゲン）と線維間質からなっている。線維間質は、多量のリン酸カルシウムおよびごくわずかの炭酸カルシウムとマグネシウム塩からなる無機塩類（ミネラル）が針状結晶となり、複雑かつ密接に入れ込んだ状態を形成している。これを、ハイドロキシアパタイトという。このなかでリン酸カルシウムは一部がイオン化し、生体においては常に代謝・交換され更新されている。いわば豊富なカルシウムをもつ海水が、この骨基質に保たれ、カルシウムプールとしての役目を担っているのである。

骨基質は顕微鏡でみると、特有の層構造を示しているが、その基本となっているのは、多数の同心円状の層板である。この同心円状層板は五〜一五層あり、中心部に血管や神経を通すやや太い孔があいている。この中心孔から同心円の最外側までの層状の円柱状の構造物をオステオン（Osteon「骨単位」あるいはハバース層板）といい、中心の血管神経孔をハバース管という。骨細胞は同心円状の層板に並ぶ骨小孔のなかに存在し、多数の突起で近辺との骨細胞と連絡し、栄養を受けている。縦孔のハバース管を相互に連絡する横断的な血管神経路もあり、これをフォルクマン管という。このようにして、骨の内部は微小な網状連絡路からハバース管やフォルクマン管のような太い血管神経連絡網に至るさまざまな連絡路によって、骨の吸収と破壊を主体とする骨代謝、あるいはカルシウム代謝が行われていることになる（図48）。

〈3〉肉眼でみられる骨の構造

ここまでは軟骨や骨の細胞系と基質といういわばミクロの世界をみてきたが、ここからは肉眼的なレベルでの骨の構造を述べることにしよう。骨の形態はさまざまであっても、肉眼的に骨は基本的には同じ構造をもっている。それらは、骨膜、骨質、そして骨髄である（前節、図48参照）。それらについて概説しよう。

◎骨膜

骨膜は、関節軟骨以外の部分で骨端や骨幹の外側をすっぽりと包んでいる薄い、しかし強靭な膜である。骨膜は膠原線維を中心とした結合組織であり、薄いにもかかわらず多くの重要な役割を担っている。その一つは骨膜には筋肉や腱が付着し、筋肉の運動を支えているほか、血管や神経も豊富に分布して、体の深部の知覚にも関与している。

骨膜の最も重要な機能は、骨の生成に関連することである。先述のように骨膜下には骨芽細胞が豊富に存在しており、筋肉運動によって刺激を受け骨形成に働くほか、特に骨折した時には破損を受けた骨膜、骨質そして血腫の形成下で多数の骨芽細胞が出現し、大量のカルシウムを取り込んで初期には未熟な骨塊（線維骨）が形成され、次第に完全な骨組織へと置換してゆく。

例えば、古人骨では骨折の例によく遭遇するが、これらは骨折後に変形して治癒した症例（変形治癒骨折）であることが多い。このような骨折後の変形は、まさに骨膜の働きにより過剰に形成され、その後さまざまの程度に修復された骨の名残なのである。発掘された古人骨では骨膜はすでに消失しているが、骨のさまざまな隆起や陥凹《かんおう》あるいは骨折痕などはすべて骨膜での骨形成作用が主体でなされるのである。

骨質

通常、骨標本として観察されている骨や、発掘によって得られる古人骨などでは、外表面の骨膜や内部の骨髄が取り除かれた骨質のみのものである。通常は淡白色から黄白色の硬い無機質の構造物であるが、その断面ではどのような形の骨であれ、必ず二つの部分に分けられる。外側にある皮質あるいは緻密質（緻密骨）と、内側の海綿質（海綿骨）あるいは骨梁の二つの部分である。破損などのない正常の場合には内部の海綿質をみることはできないが、古人骨などは多かれ少なかれ破損を受けているために、皮質と海綿質を見比べることができる。

◎骨髄

骨髄は骨の内部の骨梁の間の腔隙を埋めている造血組織（血液を作る部分）であって、骨そのものではない。しかし、骨の内部にあることから、骨髄での炎症（骨髄炎）やガンなどでは骨への影響が大きく、骨組織の一部として取り扱うことが多い。

骨髄は幼小児期では造血機能が盛んであるため、多量の赤血球が含まれ、外観上赤くみえる（赤色骨髄）。しかし、発育成長期を終えた二〇歳以降となると骨髄の多くは造血を休止し、徐々に脂肪へと置き換わるため外観上黄色くなってしまう（黄色骨髄）。

〈4〉骨の発生と成長のメカニズム

骨の発生

生物進化史上の原始的脊椎動物は、前述のように頭部が外骨格で被われた魚類（甲冑魚）であった。我々ヒトの骨の発生にもこの名残がみられる。すなわち、骨の発生の仕方には、外骨格から由来すると考えられる頭部の骨化（結合組織骨あるいは膜性骨化）と、骨の進化上は二次的に形成されたと考えられる軟骨の原基を利用した骨化（置換骨あるいは軟骨性骨化）の二つの骨化方法がある。

結合組織からの直接的な骨化（膜性骨化）は頭蓋骨にみられる。これは頭蓋の上部を構成する前頭骨、頭頂骨、側頭骨鱗および後頭鱗と、顔面を構成する鼻骨、口蓋骨、頬骨、上顎骨、下顎骨などである。さらに肩にある鎖骨もまた同様の骨化をとる。これらの頭部にある骨は本来外骨格性の皮膚骨であり、脊椎動物進化の早い段階で皮下へと沈下し、ついに内骨格性の骨になったと推定されているのである。これら皮膚性の骨はその主要部は結合組織から直接に骨組織へと変化する。すなわち、胎児期に形成される頭蓋原基

（頭蓋骨の原型）では、結合組織内の一部の細胞が増殖肥厚《ひこう》して骨芽細胞となり、徐々に均質な骨基質を形成する。

　この最初に形成された骨基質はきわめて薄い骨板であるが、骨板の上には骨芽細胞が誘導され、やがて一層に並び、次第に骨質を増加させてゆく。骨芽細胞自体は、カルシウムの沈着し始めた基質のなかに埋まりながら、小型の骨細胞になってゆくのである。

　一方、頭部での膜性骨化を除き、ほとんど大多数の骨は軟骨性骨化である。この場合は、まず骨と同形の小型の軟骨が出現する。それは例えば大腿骨であれば、胎児が全身長わずか数センチメートルの段階であっても、すでに大人とまったく同じ形をした小さな軟骨がまず出現してくるのである。

　このような軟骨の原基では、その内部で石灰化が進行（軟骨内骨化）する一方、軟骨に接する間葉系組織から、骨芽細胞と血管の豊かな組織が出現し、外部からも骨化が進行する（軟骨外骨化）。特に軟骨外骨化の中心となる骨芽組織は、軟骨基質の一部を溶解して、軟骨内骨化点に侵入する。そして原始髄腔と呼ばれる腔隙を作りながら、幼若な骨芽細胞が石灰化をさらに

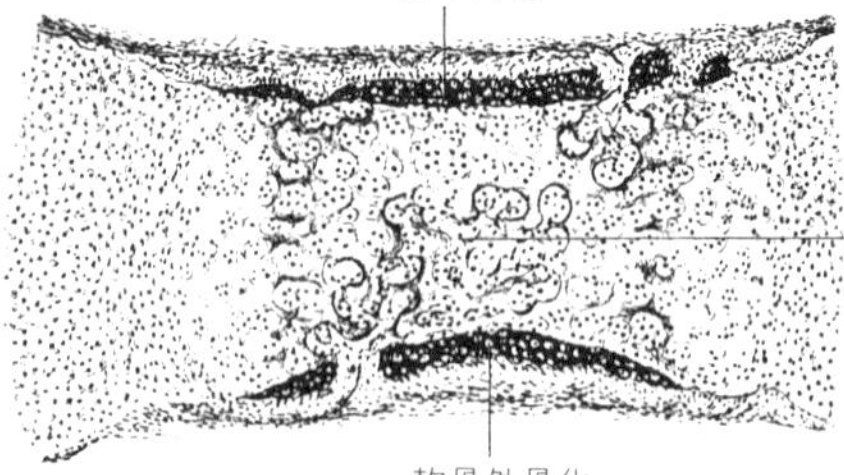

図49　軟骨性骨化のプロセス

促進し、軟骨原基を内外から骨化してゆくことになる（図49）。この際、骨芽組織内にある血管が徐々に骨組織で囲まれて、骨質内部にハバース管とハバース層板ができてくると、もう一つの骨の細胞成分である破骨細胞も出現し、原始髄腔を満たしている線維性骨質は次第に破壊吸収されて、髄腔は著しく拡大し、ここに新たに造血組織が充満されて、二次性骨髄となるのである。

骨の発達にはきわめて長い時間を要する。今述べてきた骨化の様子は、いわば胎生期の最も初期の骨化である。しかし、骨の成長は胎生期から小児期（思春期）、そして成体になってからも続くのである。両生類以上の四肢をもつ脊椎動物では、四肢の長骨での軟骨性骨化でその傾向は強く、例えば現生の人類では骨化が完全に終了するのはおよそ三〇歳頃である。これは、例えば脳の神経細胞や心臓の筋細胞などが、いったん胎生期に完成してしまうと終生分裂することなく変わらない状態に置かれることとは、際だった違いかも知れない。最も硬くて無機的にみえる骨組織の方が、いわば柔軟な構造をもっているともいえるのである。

◎骨端軟骨板で年齢がわかる

出生前の胎生期には、特に四肢の長骨などでは、骨幹部の骨化はかなり進行しているが、軟骨の両端部の骨化はあまり進展していない。そのような軟骨の両端部にもやがて、骨幹部とまったく同じ仕組みで、すなわち軟骨内骨化と軟骨外骨化の両方で骨化が開始される。そうなると、一本の長骨には、最初に出現した骨幹部の骨化点と、それに遅れてできた両骨端の二か所の骨化点と、合計三か所の骨化点ができることになる。この時、骨化しつつある骨幹部と骨端部の間には、完全な軟骨だけの領域が存在することになるが、この部分を「骨端軟骨板」と呼ぶ。この骨端軟骨板こそが、その後の骨の成長の主役ともいうべき役割を担う部分であるが、何はともあれ、ヒトは、すべての長骨で、このような三か所の骨化点と二か所の骨端軟骨板をもった段階で誕生する。

出生した後も骨は盛んに成長を続ける。この成長を支えるのが骨端軟骨板である。この部分の軟骨は旺盛に分裂し発育を続ける。それは骨の長軸に対して平行に柱状に配列され増加してゆく。この軟骨の発育によって長骨はその長軸方向へと伸びることができるのである。一方、骨幹の部分ではすでに軟骨細胞は消失しているため、骨膜下に豊富に存在する骨芽細胞を中心とする骨芽組織の骨化によって太さを増加してゆく。したがって長骨の成長では、軟骨による縦径の成熟と骨芽細胞による横径の成熟が共在する。このことは、骨の発育に関係するいくつかの病気を理解する際に、きわめて重要な現象である。

骨が成長するとともに、その内部構造にも絶えず複雑な変化が認められる。それは生体でのカルシウム代謝とも関連している。すなわち、骨内部では、いつもどこかに破骨細胞が現われ、すでに形成されたハバース層板を内側から破壊し、溶解吸収した後、新たに骨芽細胞によって内側から再びハバース層板を構成してゆくのである。この破壊と再生はしかし、必ずしも均等に起こるものではなく、新生層板は破壊された層板とはズレながら、しかし全体的に形態のバランスが保たれるように形成されてゆく。このような調和のとれた破壊と再生を骨のリモデリングと呼んでいることは先に述べた通りである。

話を成長期の骨端軟骨板に戻そう。長骨の長軸方向への成長を担う骨端軟骨板の軟骨も、その後少しずつ骨組織へと置き換わってゆき、ついには完全に骨組織になってしまう。この軟骨から硬骨への変化は、身体の各部位の骨によってその時期が異なっている（I-〈3〉参照）。例えば大腿骨の遠位（膝の部分）の骨端軟骨が完全に骨になるのはおよそ二〇歳頃であり、最も遅いとされる。鎖骨の胸骨端に至っては、三〇歳頃までこの骨端の軟骨の名残（骨端線）が残っていることもある。いずれにせよ、この骨端線が身体各部の長骨によって完全に閉鎖される年齢が異なっているということは、骨から個人の年齢を推定するのに大変有効な情報として利用できることにもなる。実際、白骨死体をよく取り扱う法医学や形質人類学の世界では、この骨端軟骨板の存在（骨端線閉鎖の状況）は、歯の萌出状態などとともに最も頻繁に用いられる確実な年齢推定情報の一つなのである。

以上のように、本章では骨に関連する遺伝子、細胞、代謝そして形態と、大変に基本的ではあるが、広汎なテーマを簡略に説明してきた。スケルトン探偵になるための開業試験があるとすれば、その最も基礎的な「対策と傾向」ということになる。なにせ探偵業は、ありとあらゆる情報が必要なのだから……。

参考文献

尾形勇・平勢隆郎『世界の歴史（2）中華文明の誕生』、中央公論社、一九九八。

折茂肇編『最新骨粗鬆症』（骨粗鬆症財団）、ライフサイエンス出版、一九九九。

加藤茂明編「骨カルシウム研究の最近の進歩」（*Clinical Calcium*. Vol 9, No. 4 特集）、医薬ジャーナル社、一九九九。

厚生統計協会『国民衛生の動向』、厚生の指標（臨時増刊）、一九九八。

国際高等研究所「研究プロジェクト、シンポジュウム『人類の自己家畜化現象と現代文明』」（尾本恵市代表）、一九九七。

国立科学博物館『日本人の起源展』読売新聞社、一九八八。

児玉俊夫『整形外科教科書』、南江堂、一九六八。

佐藤昭夫他編『骨の加齢』、二五七頁、藤田企画出版、一九八七。

泉拓良他編『縄文世界の一万年』集英社、一九九九。

鈴木隆雄『日本人のからだ――健康・身体データ集』、三四〇頁、朝倉書店、一九九六。

鈴木隆雄「骨の老化の疫学」、積田亨他編『老化の科学――21世紀への老化研究をめざして』、二二一～二二八頁、東京化学同人、一九九四。

鈴木隆雄『骨から見た日本人―古病理学が語る歴史―』、二五四頁、講談社メチエ選書、一九九八。

鈴木隆雄「老化の形態学的・生理学的側面」、柴田博編『老人保健活動の展開』、九〜二六頁、医学書院、一九九二。

鈴木隆雄「老年病の疫学」、折茂肇編『新老年学（第二版）』、二九一〜三二〇頁、東京大学出版会、一九九九。

須田立雄・小澤英浩・高橋栄明『骨の科学』、医歯薬出版、一九八六。

ストルコウスキー／松岡芳隆・松岡慶子訳『カルシウムと生命』、白水社、一九八九。

宗左近解説『ロートレック』新潮美術文庫、一九七五。

高橋長雄『小事典からだの手帖パート2』、二三二頁、講談社、一九九一。

東京都老人総合研究所編『骨折と骨粗鬆症』、東京化学同人、一九九八。

中村利孝「高齢化社会と骨粗鬆症診療」、『内科』83巻4号、六〇四〜六〇九頁、一九九九。

野田政樹『骨のバイオロジー』、羊土社、一九九八。

長谷川榮一『骨』ミクス、一九九一。

埴原和郎編『日本人と日本文化の形成』、朝倉書店、一九九三。

埴原和郎『骨はヒトを語る』、二六〇頁、講談社＋α文庫、一九九七。

馬場悠男編『考古学と人類学』同成社、一九九八。

林浩一郎『整形外科三世紀の光芒』南江堂、一九八二。

藤田拓男『新カルシウムの驚異』講談社ブルーバックス、一九九七。

松下孝幸『日本人と弥生人——その謎の関係を形質人類学が明かす』、祥伝社、一九九四。

松本俊夫編『骨のシグナルと骨粗鬆症』、羊土社、一九九七。

丸山茂徳・磯崎行雄『生命と地球の歴史』、岩波新書、一九九八。

三木成夫『ヒトのからだ——生物史的考察』、うぶすな書院、一九九七。

森於菟他『解剖学Ⅰ』、四一二頁、金原出版、一九七七。

モリス、S・C・／松井孝典監訳『カンブリア紀の怪物たち——進化はなぜ大爆発したか』、講談社、一九九七。

山口敏『日本人の祖先』、二一三頁、徳間文庫、一九九〇。

Anthony & Thibodeau: *Textbook of anatomy and physiology*, 10th de., C. V. Mosby, 1979.
Brothwell, D. & A. T. Sandison: *Diseases in Antiquity*, CC Thomas, Illinois, 1967.
Filer, J.: *Disease* (Egyptian Bookshelf), British Museum, London, 1995.
Gray, P. H. K. "Case of Osteogenesis Imperfecta, Associated with Dentinogenesis Imperfecta, Dating from Antiquity" *Clinical Radiology*, E. & S. Livingstone, Edinburg and London, 1969.

Mays, S.: *The Archaeology of Human Bones*, Routledge, London, 1998.

Ortner, D. J. & Putschar, W. G.J.: *Identification of Paleopathological Conditions in Human Skeletal Remains*, p. 479, Smithsonian Institution Press, Washington, DC., 1981.

Rodnan G. P. & H. R. Schumacher (eds.): *Primer on the Rheumatic Diseases* (8th ed.), Arthritis Foundation, Atlanta, 1983.

Romar, A. S.: *The Vertebrate Body*, W. B. Saunders, 1987.

Simon Mays: *The Archaeology of Human Bones*, Routledge, London, 1998.

Steinbock, R. T.: *Paleopathological Diagnosis and Interpretation*. p. 423, CC. Thomas, Springfield, Illinois, 1976.

あとがき

骨格探偵団の報告書、いかがであっただろうか。連綿と引き継がれていく生命の歴史とともに骨のさまざまの側面を紹介してきた。

実は、もっともっと皆様に報告しなければならない骨の話も、まだまだたくさんある。狩りで仕留めた動物の内臓をタラフク食べて骨の病気になったホモ・エレクトゥス、縄文時代人の病気第一号患者のこと、アジアでの梅毒の起源や、リウマチの起源と拡散についての仮説、そして骨を丈夫にする納豆の不思議なパワーなどなど、紙数などの関係で今回はご紹介できなかったが、近い将来スケルトン探偵団報告書パートIIとしてご紹介できればと思っている。

本書を書くに当たり、多くの方々の御研究の成果を引用させていただいた。まずは、この場を借りて御礼申し上げる。基本的なものについては引用文献としてまとめてあるので、興味のある方はご参照願いたい。また骨の細胞などの貴重な写真をお借りすることのできた、東京都老人総合研究所栄養学部門・腰原康子室長、および土井ヶ浜遺跡人類学ミュージアム・松下孝幸館長に心よりお礼申し上げる次第である。

また本書の執筆をお勧めいただき、忍耐強く待っていただいた大修館書店の日高美南子さん、原稿入力などの面倒をおかけした私の研究室の今井佐知子さんや三谷圭さんにも併せてお礼申し上げたい。

一九九九年一二月

鈴木隆雄

[著者略歴]

鈴木隆雄（すずき・たかお）

1951年、札幌市生まれ。札幌医科大学卒業、東京大学大学院博士課程修了。札幌医科大学助教授を経て、現在、東京都老人総合研究所疫学部長。東京大学大学院客員教授。専攻は古病理学、骨の老化と疫学。
主な著書に『日本人のからだ—健康・身体データ集』（朝倉書店、1996年）、『老人保健活動の展開』（共著、医学書院、1992年）、『骨から見た日本人—古病理学が語る歴史』（講談社選書メチエ、1998年）、『新老年学』（共著、東京大学出版会、1999年）など。

〈ドルフィン・ブックス〉
骨が語る——スケルトン探偵の報告書

初版発行——2000年4月10日

著　者——鈴木隆雄
発行者——鈴木荘夫
発行所——株式会社大修館書店
〒101-8466 東京都千代田区神田錦町3-24
電話 03-3295-6231（販売部） 03-3294-2356（編集部）
振替 00190-7-40504
[出版情報] http://www.taishukan.co.jp
装丁者——井之上聖子
編集協力——㈲メビウス
印刷所——壮光舎印刷
製本所——関山製本社

ISBN 4-469-21255-5　　Printed in Japan